Thomas Kornbichler

Wann hilft eine Psychotherapie?

Thomas Kornbichler

Wann hilft eine Psychotherapie?

Kreuz

Inhalt

Liebe Leserinnen und Leser,

Psychotherapie: Wann hilft sie? Wann schadet sie? Ich hoffe, dass Ihnen dieser Ratgeber eine Hilfe bei Ihrem Versuch sein wird, Ihre persönlichen Probleme besser zu verstehen und eine sinnvolle Lösung dafür zu finden.

Was sind die Anzeichen für eine seelische Störung? In welchen Lebenssituationen ist eine Psychotherapie sinnvoll? Worauf muss ich achten, wenn ich gute PsychotherapeutInnen finden will? Wie kann ich die Persönlichkeit von PsychotherapeutInnen beurteilen?

Auf diese und auf eine Reihe weiterer wichtiger Fragen, die sich bei der Suche nach einer hilfreichen Psychotherapie stellen, finden Sie in diesem Ratgeber praktisch und theoretisch fundierte Antworten. Eine Reihe leicht handhabbarer Checklisten erleichtert Ihre Suche nach guten PsychotherapeutInnen. Ebenso erhalten Sie Auskunft zu einer Vielzahl wichtiger Fragen bei einer bereits laufenden Psychotherapie.

Das Buch ist in Zusammenarbeit mit den Klienten und Klientinnen meiner psychotherapeutischen Praxis entstanden. Viele von ihnen kommen selbst zu Wort.

Ich wünsche Ihnen viel Erfolg bei Ihrer Suche nach einer für Sie geeigneten Psychotherapie. Und wenn Sie bereits in einer Psychotherapie sind, wünsche ich Ihnen weiterhin gutes Gelingen.

Ihr

Dipl.-Psych. Dr. Thomas Kornbichler
Berlin und Schöbendorf, März 2005

»Märchen von einem, der auszog, das Fürchten zu lernen«

Gebrüder Grimm

Ein Vater hatte zwei Söhne, davon war der älteste klug und gescheit, und wusste sich in alles wohl zu schicken, der jüngste aber war dumm, konnte nichts begreifen und lernen: und wenn ihn die Leute sahen, sprachen sie ›mit dem wird der Vater noch seine Last haben!‹ Wenn nun etwas zu tun war, so musste es der älteste allzeit ausrichten: hieß ihn aber der Vater noch spät oder gar in der Nacht etwas holen, und der Weg ging dabei über den Kirchhof oder sonst einen schaurigen Ort, so antwortete er wohl ›ach nein, Vater, ich gehe nicht dahin, es gruselt mir!‹, denn er fürchtete sich. Oder, wenn abends beim Feuer Geschichten erzählt wurden, wobei einem die Haut schaudert, so sprachen die Zuhörer manchmal ›ach, es gruselt mir!‹ Der jüngste saß in einer Ecke und hörte das mit an, und konnte nicht begreifen, was es heißen sollte. ›Immer sagen sie: es gruselt mir! es gruselt mir! Mir gruselt's nicht: das wird wohl eine Kunst sein, von der ich auch nichts verstehe.‹

Nun geschah es, dass der Vater einmal zu ihm sprach ›hör du, in der Ecke dort, du wirst groß und stark, du musst auch etwas lernen, womit du dein Brot verdienst. Siehst du, wie dein Bruder sich Mühe gibt, aber an dir ist Hopfen und Malz verloren.‹ ›Ei, Vater,‹ antwortete er, ›ich will gerne was lernen; ja, wenn's anginge, so möchte ich lernen, dass mir's gruselte; davon verstehe ich noch gar nichts.‹ … Der Vater seufzte und antwortete ihm ›das Gruseln, das sollst du schon lernen, aber dein Brot wirst du damit nicht verdienen.‹

… Da trat ein Mann herein, der war größer als alle andere, und sah fürchterlich aus; er war aber alt und hatte einen langen weißen Bart. ›O du Wicht‹, rief er, ›nun sollst du bald lernen, was Gruseln ist, denn du sollst sterben.‹ ›Nicht so schnell‹, antwortete der Junge, ›soll ich sterben, so muss ich auch dabei sein.‹ ›Dich will ich schon packen‹, sprach der Unhold. ›Sachte,

sachte, mach dich nicht so breit; so stark wie du bin ich auch, und wohl noch stärker.‹ ›Das wollen wir sehn‹, sprach der Alte, ›bist du stärker als ich, so will ich dich gehn lassen; komm, wir wollen's versuchen.‹ Da führte er ihn durch dunkle Gänge zu einem Schmiedefeuer, nahm eine Axt und schlug den einen Amboss mit einem Schlag in die Erde. ›Das kann ich noch besser‹, sprach der Junge und ging zu dem andern Amboss: der Alte stellte sich neben hin und wollte zusehen, und sein weißer Bart hing herab. Da fasste der Junge die Axt, spaltete den Amboss auf einen Hieb und klemmte den Bart des Alten mit hinein. ›Nun hab ich dich‹, sprach der Junge, ›jetzt ist das Sterben an dir.‹ Dann fasste er eine Eisenstange und schlug auf den Alten los, bis er wimmerte und bat, er möchte aufhören, er wollte ihm große Reichtümer geben. Der Junge zog die Axt raus, und ließ ihn los. Der Alte führte ihn wieder ins Schloss zurück und zeigte ihm in einem Keller drei Kasten voll Gold. ›Davon‹, sprach er, ›ist ein Teil den Armen, der andere dem König, der dritte dein.‹ Indem schlug es zwölfe, und der Geist verschwand, also dass der Junge im Finstern stand. ›Ich werde mir doch heraushelfen können‹, sprach er, tappte herum, fand den Weg in die Kammer und schlief dort bei seinem Feuer ein. Am andern Morgen kam der König und sagte ›nun wirst du gelernt haben, was Gruseln ist?‹ ›Nein‹, antwortete er, ›was ist's nur? ein bärtiger Mann ist gekommen, der hat mir da unten viel Geld gezeigt, aber was Gruseln ist, hat mir keiner gesagt.‹ Da sprach der König ›du hast das Schloss erlöst und sollst meine Tochter heiraten.‹ ›Das ist all recht gut‹, antwortete er, ›aber ich weiß noch immer nicht, was Gruseln ist.‹

Da ward das Gold heraufgebracht und die Hochzeit gefeiert, aber der junge König, so lieb er seine Gemahlin hatte, sagte doch immer ›wenn mir nur gruselte!‹ Das verdross sie endlich. Ihr Kammermädchen sprach ›ich will Hilfe schaffen.‹ Sie ging hinaus zum Bach und ließ sich einen Eimer voll Gründlinge holen. Nachts, als der junge König schlief, musste seine Gemahlin ihm die Decke wegziehen und den Eimer voll kalt Wasser mit den Gründlingen über ihn herschütten, dass die kleinen Fische um ihn herumzappelten. Da wachte er auf und rief ›ach was gruselt mir, was gruselt mir, liebe Frau! Ja, nun weiß ich, was Gruseln ist.‹

Wann ist eine Psychotherapie nötig?

Elisabeth F., 37 Jahre, litt unter einer schweren Angststörung: Sie hatte abgrundtiefe Ängste vor Menschenansammlungen, vor engen Räumen, und die Angst umzukippen. Da war auch die Angst vor der Angst, die sich zu regelrechten Anfällen steigern konnte. Hinzu kamen eine andauernde innere Unruhe und depressive Verstimmungen. Die Patientin berichtete zu Beginn ihrer Therapie:

Angefangen hat alles vor gut vier Jahren: häufige Übelkeit, Durchfall, Schwindelanfälle, Schweißausbrüche. Die erste Erklärung dafür war eine Magen-Darm-Grippe. Doch gingen die Symptome auch nach medikamentöser Behandlung nicht weg, sondern wurden immer häufiger. Mir musste es körperlich erst richtig schlecht gehen, um zu erkennen – nachdem festgestellt wurde, dass ich körperlich völlig gesund war –, dass ich seelische Probleme habe. Diese Erkenntnis erschreckte und beschämte mich sehr, zumal ich noch nie ein sehr wehleidiger Mensch war. Ich habe über vier Jahre gebraucht, um zu erkennen, dass ich seelisch krank bin. Und es kamen weitere Erkenntnisse hinzu: dass mir der Beruf überhaupt nicht lag; dass meine Beziehung in keiner Weise so verlief, wie ich es mir gewünscht hätte; dass ich mit dem Tod meines Hundes doch nicht so zurechtkam; dass ich mich von meiner Familie entfernt hatte; dass ich nicht so aussehe, wie ich gerne ausgesehen hätte; dass ich mich die ganze Zeit unterbewertet hatte und es noch immer tue.

Psychotherapie kann sowohl für Kinder und Jugendliche als auch für jüngere und ältere Erwachsene eine lebenswichtige Erfahrung werden. Die Bandbreite seelischer Störungen ist so groß, wie das Leben vielschichtig ist. Die Behandlung von Ängsten, Zwängen und Depressionen ist ebenso Teil der psychotherapeutischen Praxis wie die Aufarbeitung psychosomatischer Störungen (Essprobleme, Schmerzen, Magenbeschwerden, Rückenprobleme, Herzbeschwerden und anderes mehr). Auch Störungen der zwischenmenschlichen Beziehungen (Streit, Gehässigkeiten, zerrüttete Eheverhältnisse und so weiter) und Selbstwertstörungen, Leere- und Sinnlosigkeitsgefühle, Probleme des Verhaltens und des Erlebens, Berufs- und Sexualprobleme können Anlass für eine psychotherapeutische Behandlung sein.

Petra D., 26 Jahre, berichtet in der psychotherapeutischen Praxis während ihres Erstgespräches von den Symptomen ihrer seelischen Störung:
- Niedergeschlagenheit
- depressive Verstimmungen
- Sinnlosigkeitsgefühle
- Ängste, *nichts geregelt zu bekommen*
- Magenbeschwerden
- Rücken- und Nackenschmerzen
- Muskelverspannungen
- Schwindelanfälle und begleitende Angstzustände
- sieht sich *in eigenen Gedanken* verirrt.

Die ledige, arbeitslose Petra D. hat zahlreiche Ängste vor einer eventuellen neuen Arbeitstätigkeit, die sie sich aber grundsätzlich wünscht. Nach der Mittleren Reife hatte sie eine Lehre als Kauffrau abgeschlossen und war anschließend angestellt worden. Im Laufe der Jahre hatte sich das Betriebsklima aber derart verschlechtert, dass sie sich kündigen ließ. Petra D. hatte am alten Arbeitsplatz zuweilen das Gefühl, nicht mehr arbeiten zu können *(wie Lähmungserscheinungen)*.

Depressive Verstimmungen kennt Petra D. aber auch schon seit ihrem 16. Lebensjahr, dem Beginn ihrer Ausbildungszeit. Und Magenprobleme hatte die Klientin *schon immer.* Sie erinnert sich, dass ihr oft *etwas auf den Magen schlug,* wenn sie Probleme hatte; Schwindelgefühle und die anderen oben genannten Symptome sind aber erst seit etwa einem Jahr verstärkt aufgetreten. Petra D. war während der zehn Jahre Arbeit in der Firma höchstens zehn Tage krank geschrieben. Inzwischen war sie bei diversen Ärzten, die ihr alle körperliche Gesundheit bescheinigt haben.

Kein Einzelfall

Jeder vierte Patient, der die Praxis eines Allgemeinarztes aufsucht, leidet nach einer Forschungsstudie der Weltgesundheitsorganisation (WHO) an einer seelischen Erkrankung, die einer psychotherapeutischen Behandlung bedarf. Damit werden frühere Aussagen über die Häufigkeit psychischer Erkrankungen in Deutschland international bestätigt.

Fest steht, dass eine körpermedizinische Behandlung oftmals unzureichend ist und zu kostspieligen Fehlbehandlungen führt. Eine fachgerechte psychotherapeutische Behandlung erhöht dagegen nicht nur die Heilungschancen, sondern spart der Gesellschaft auch Kosten. Doch wie sieht es derzeit tatsächlich aus?

Jürgen K., 39 Jahre, berichtet von seinen Erfahrungen bei der Suche nach einer Psychotherapie:

Ich war immer zu meinem Hausarzt gegangen – vor allem wegen meiner vielen Pickel. Zuweilen war mein Körper völlig damit überzogen. Zu meinem Hausarzt hatte ich großes Vertrauen. Ich kenne ihn schon viele Jahre, und er weiß daher schon lange über meine Problematik Bescheid. Doch eine Psychotherapie hat er mir nie empfohlen.

Ausschlaggebend für eine solche Therapie waren letztlich meine Schweißausbrüche – nicht normale, übliche Schweißausbrüche, sondern heftigste Schweißanfälle. Von einer Sekunde zur anderen wurde ich nass, als ob jemand hinter mir die Dusche aufgedreht hätte. Gleichzeitig ging der Blutdruck enorm rauf, und ich wurde sehr aggressiv, fühlte mich von den Menschen bedrängt. Auch hatte ich eine Vielzahl schlafloser Nächte. Darauf musste ich mein Leben einrichten: Ich musste viele Dinge absagen, Einladungen, Verabredungen und so weiter. Ich war eigentlich ein Gefangener meines angespannten Körpers. Ich konnte das Haus nur verlassen, wenn ich mich einigermaßen wohl fühlte, wenn das Hautbild einigermaßen in Ordnung war.

Es dauerte seine Zeit, bis ich den richtigen Psychotherapeuten fand. Insgesamt muss ich feststellen, dass ich seit meinem 15. Lebensjahr gar nicht richtig am Leben teilgenommen habe – jetzt bin ich immerhin 39 Jahre alt.

Jede seelische Störung ist unverwechselbar und einmalig. Ich kann nur erfolgreich als Psychotherapeut arbeiten, wenn ich die Klienten als Individuen verstehen lerne. Für eine erste Orientierung sind allerdings auch die wissenschaftlich erarbeiteten Störungsbilder hilfreich, die allgemeine Grundzüge typischer Störungsbilder beschreiben.

Die häufigsten Symptome: Ängste

Als klassisches Störungsbild gilt die Phobie: die massive Angst vor bestimmten Gegenständen oder Situationen. Die aus dem Griechischen oder Lateinischen stammenden Bezeichnungen lassen sich in der Regel einfach übersetzen: Agoraphobie (Platzangst), Klaustrophobie (Angst vor geschlossenen Räumen). Weit verbreitet ist die generalisierte Angststörung, was bedeutet, dass jemand diffus, allgemein verängstigt ist und seine Angst nicht an bestimmte Gegenstände oder Situationen gebunden ist.

Wenn jemand an Ängsten leidet, sollte er psychotherapeutische Hilfe suchen. Ängste hat jeder Mensch, aber wenn jemand deswegen in Bedrängnis gerät, wenn er nicht mehr weiß, wie er mit seinen Ängsten umgehen soll, wenn sie übermächtig werden und wenn sie die Lebensaktivitäten immer mehr einengen, dann sollte er Hilfe in einer Psychotherapie suchen. Doch statt dies zu tun, versuchen viele notleidende Menschen, ihre Ängste mit Hilfe von Arzneimitteln zu bekämpfen. Ein berühmtes Beispiel ist der frühere schleswig-holsteinische Ministerpräsident Uwe Barschel. Seinem Tod im Jahr 1987 war ein langjähriger Arzneimittelmissbrauch vorausgegangen. Von 1980 an schluckte er in hoher Dosis das Psychopharmakon *Tavor.* Anlass für den Beginn der Verschreibungen seitens eines Arztes war eine *Angstsymptomatik beim Fliegen.*

Norbert F. Pötzl vermutet in seinem Buch »Der Fall Barschel. Anatomie einer deutschen Karriere«, dass Barschel jahrelang Psycho-Pillen als Katalysator für eine Polit-Karriere schluckte, die ihn überforderte. Barschels Nervenarzt hatte seit April 1980 insgesamt 74 Rezepte für 3670 Tabletten ausgestellt. 1981 betrug die durchschnittliche Tagesdosis 2,5 mg, 1987 schon 4,5 mg.

Während der »Waterkantgate«-Affäre war sie bei 10,4 mg angelangt. Die Gutachter merkten im Untersuchungsausschuss an, dass sie derartige Tageshöchstmengen nur in seltenen Fällen als Begleitmedikation bei psychisch schwer kranken Patienten benötigen. Als Barschel auf seiner letzten Reise nach Gran Canaria flog, befanden sich in seiner Reiseapotheke eine Zehnerpackung des Angsthemmers *Diazepham-ratiopharm*, eine Zehnerpackung des Einschlafmittels *Azutran-quil* und eine Zehnerpackung *Tavor.*

Tavor entzieht der Angst den Boden, wirbt die Herstellerfirma, der amerikanische Pharma-Riese Wyeth. *Angesichts persönlicher Krisensituationen können sich Angstsymptome verselbständigen und so lange verstärken, bis alles schier unlösbar scheint. Ein Patient, der in einen solchen Angstkreis hineingeraten ist, vermag sich aus eigener Kraft nur schwer zu befreien.*

Weitere klassische Störungen

Häufig beschriebene Störungsbilder sind die *Zwangsstörungen*, die *Persönlichkeitsstörungen* (Borderline, narzisstische Störungen), die Essstörungen (Magersucht, Bulimie, Fettsucht) und andere psychosomatische Störungen. Diese Störungen wurden früher auch als hysterische Störungen beschrieben.

Eine in unseren Zeiten häufig auftretende Störung ist die Depression, von der wir eine Vielzahl unterschiedlicher Ausprägungen kennen. Sinnlosigkeitserlebnisse, Antriebslosigkeit, Verlangsamung von Lebensvorgängen, Gefühlsverarmung, Beziehungsverluste, Scheitern in Ehe, Arbeit, Freundschaften und so weiter sind Bestandteile depressiver Entwicklungen. Endlose Traurigkeit, Verlust des Geborgenheitsgefühls, innere Leere und unbestimmte Ängste – jeder fünfte Deutsche erlebt diesen Zustand einmal oder mehrmals im Leben.

Karl Kulitza, der aus eigenem Erleben alle Schweregrade der Depressionen kennt, hat in seinem ermutigenden Erfahrungsbericht »Ich hatte Depressionen« beschrieben, in welche Verstrickungen ein depressiv erkrankter Mensch geraten kann. Nach vielen Jahren konnte er sich mit psychotherapeutischer Hilfe aus seiner Depression und Einsamkeit befreien. Eine systematische

Darstellung der depressiven Störungen finden Sie in meinem Buch »Aufbruch aus der Depression«.

Drogen- und andere Süchte

Anzeichen seelischer Störungen bei Jugendlichen sind oft Schulschwierigkeiten und Drogenmissbrauch. Aber auch viele Erwachsene sind süchtig. Wir können stoffgebundene Süchte (Drogenabhängigkeit, Alkoholabhängigkeit und so weiter) von den nicht stoffgebundenen Süchten (Arbeitssucht, Fernsehsucht, Internetsucht, Streitsucht, Sexsucht und so weiter) unterscheiden. Im Grunde kann fast jede menschliche Orientierung zur Sucht werden. Wir kennen eine Vielzahl alltäglicher Süchte (Nikotin-, Kaffee- und Alkoholsucht, Fernseh-, Spiel- und Computersucht, Arbeitssucht, Helfersyndrom und anderes mehr), die im Vergleich zu den schweren Suchtproblemen (zum Beispiel der Heroinabhängigkeit) oft verharmlost werden.

Sexualität

Störungen des Sexuallebens und des Sexualverhaltens sind ebenfalls Anlässe, weswegen Menschen um psychotherapeutische Hilfe nachsuchen. Unter dem Begriff der Sexualstörung ist eine breite Palette seelischer Störungen zusammengefasst, die von Impotenz und Frigidität bis hin zu Fragen der Geschlechtsidentität reichen. Dies kann unter anderem bedeuten, dass man homosexuell lebt und Schwierigkeiten hat damit umzugehen oder dass Menschen sich im eigenen Körper nicht wohl fühlen, transsexuell sind, dieses Unsicherheit hervorruft und vieles mehr.

Sexualstörungen sind oft ein Ausdruck für Beziehungsstörungen. Wenn die Gefühlsbeziehung zwischen einem Mann und einer Frau gestört ist, ist nicht selten auch das Sexualleben gestört. Wer Störungen in seinen mitmenschlichen Beziehungen beobachtet, sollte diese Entwicklung nicht leichthin abtun. Jede seelische Störung ist im Grunde eine Störung zwischenmenschlicher

Beziehungen und eine Störung im Verhältnis der gestörten Person zu sich selbst.

Jana L., 51 Jahre alt, erinnert sich:

Ich hatte an mir bemerkt, ich verändere mich. Ich kam mit mir nicht mehr klar, mit der ganzen Umwelt, mit Freunden, mit allem nicht mehr klar. Ich wusste überhaupt nicht, was mit mir los war. Das hat sich über Monate hingezogen, es wurde nicht besser, im Gegenteil, es wurde immer schlimmer. Dann habe ich mit einer Freundin darüber gesprochen und gesagt, ich glaube, ich brauche irgendwie Hilfe, ich schaff's alleine nicht. Das war dann der Anlass, einen Psychotherapeuten aufzusuchen.

Danach gefragt, wann sie jemandem zu einer Psychotherapie raten würde, kommt Jana L. aus eigener Lebenserfahrung zu folgender Einschätzung:

Wenn ich jemanden schon länger kenne und ich merke, wie er sein Leben führt und wie er damit nicht klarkommt, wie er mehr und mehr in Bedrängnis gerät, sei es jetzt durch Familie, Beruf, Stress oder sonst irgendwas, wenn er sagt: Ich schaff es nicht mehr, ich komm nicht mehr klar, ich kann nicht mehr schlafen oder so ähnlich, dann sind das für mich die Anzeichen, bei denen ich dann sagen würde: Such dir Hilfe, alleine kannst du das nicht schaffen.

Man sinkt mit der Zeit immer tiefer, man kommt alleine selten raus. Man braucht jemanden, der einen unterstützt, etwas zu ändern. Im Grunde genommen möchte man die Situation verändern, es ist einem ja alles zu viel, aber man weiß nicht, wie jetzt weitermachen. Man braucht jemanden, der einem Mut zuspricht und sagt: Versuch es, mach es mal so, lass das liegen, das ist unwichtig, unterscheide! Ein Psychotherapeut soll so jemand sein, der einen bestärkt und ermutigt.

Wenn es keinen Ausweg zu geben scheint

Psychotherapie kann eine praktische Lebenshilfe in vielen Krisen und Konfliktlagen sein. Sie kann helfen, vergangene Lebenssituationen zu klären, das Bewusstsein für die gegenwärtige Lebenssituation zu schärfen und künftige Entwicklungen kreativ vorzudenken.

Scheinbar ausweglose Situationen im Berufsleben, in der Familie und im Freundes- und Bekanntenkreis können neu durchdacht und verändert werden. Stressbelastete Selbstwertkrisen, Trauerfälle, alters- und geschlechtsspezifische Probleme, ungeklärte Fragen der Erziehung, des Miteinanders in Ehe, Partnerschaft und Sexualität führen immer mehr Menschen dazu, Psychotherapie als eine sinnvolle Antwort auf drängende Alltagsprobleme und Lebenskrisen in Anspruch zu nehmen.

Petra D. hatte ich Ihnen bereits zu Beginn vorgestellt. Ihre aktuelle Lebenssituation zu Beginn der Psychotherapie schildert sie so:

Ich war voller Mutlosigkeit und Alltagsangst, als ich in der psychotherapeutischen Praxis wegen eines Gesprächs anfragte. Zu diesem Zeitpunkt war ich arbeitslos. Das war aber nicht der Grund meiner Ängste, sondern bereits die Folge meiner seelischen Störungen. Am alten Arbeitsplatz konnte ich es nicht mehr ausholten. Dort war ich krank geworden -psychisch krank. Es herrschte ein ungemein ungesundes Arbeitsklima. Es wurde ohne Spaß gearbeitet. Ich hatte andauernd Magenschmerzen. Ich wusste mir nicht mehr anders zu helfen und führte die Kündigung herbei. So kam ich aus der alten, verfahrenen Situation heraus. Aber die sich anschließende Arbeitslosigkeit war ein Loch und füllte sich mit der bereits beschriebenen Mutlosigkeit Was sollte nun werden? Ich war voller Angst, Angst vor der Zukunft und Angst, den Alltag nicht zu bestehen, Angst davor, wieder arbeiten zu gehen und Angst vordem Leben überhaupt.

Wenn wir die Lebenssituation verstehen wollen, aus der heraus Petra D. in die psychotherapeutische Praxis kam, ist es wichtig, uns einige Informationen zu ihrer Lebensgeschichte vor Augen zu halten: Petra wuchs zusammen mit einer sechseinhalb Jahre älteren Schwester auf. Als die Klientin drei Jahre alt war, musste die Mutter aufhören zu arbeiten, weil Petra *so viel Theater gemacht* hatte. Die Mutter blieb dann sechs Jahre zu Hause.

Als Petra neun war, erlitt der Vater einen Bandscheibenvorfall.

Er klagte von da an über sehr starke Rückenschmerzen, ließ sich umschulen, war aber oft krank geschrieben. Gleichzeitig verstärkte sich sein Alkoholkonsum. Bis zum zwölften Lebensjahr wusste Petra nichts von seiner Suchtproblematik: *Das hat die Mutter geheim gehalten.* Der Vater ist bis heute alkoholabhängig geblieben. Inzwischen hat Petra – wie ihre Mutter und ihre ältere Schwester auch – keinen Kontakt mehr zu ihm.

Während ihrer Pubertät wurden die Konflikte in der Ehe ihrer Eltern immer gehässiger ausgetragen. Petra war zwölf Jahre alt, als der Vater anfing, aus- und immer wieder einzuziehen. Die Eltern ließen sich scheiden, als Petra 18 Jahre alt war.

In ihrer Pubertät wurde Petra viel allein gelassen, da die Mutter wieder arbeiten gehen musste, was mit häufigem Schichtdienst verbunden war.

Auch Jürgen K. hatte ich Ihnen bereits vorgestellt. Bei ihm dauerte es gut zwei Jahre, bis er endlich einen Weg aus seiner seelischen Notlage fand.

Ich hatte Angst – immer dann, wenn ich irgendwie Menschenmassen erwartete. In der U-Bahn beispielsweise, wenn dort viele Leute waren, fühlte ich mich bedrängt. Ich hatte dann in der Regel starke Schweißausbrüche. Ich war von der Stimmung her depressiv. Unzufriedenheit mit mir selbst machte sich breit, weil ich mit mir nicht mehr klarkam. Es wurde immer schlimmer. Da war dann auch mein Hausarzt am Ende seines Lateins. Mit seinen Arzneien war – so seine Einschätzung – bei mir nichts mehr machbar. Doch auch dann kam er noch nicht auf die Idee, mich an einen Psychotherapeuten zu überweisen.

Statt dessen schickte er mich ins Universitätsklinikum. Mehr durch einen Zufall kam ans Licht, dass die Gründe für meine Probleme eher in seelischen Störungen zu suchen sind. Man fand heraus, dass ich körperlich eigentlich in Ordnung bin, aber mit meinem Blutdruck irgendwas nicht stimme. Ich war schnell auf 180. Es sei, als würde ich mich von jemandem attackiert fühlen – stellten die Ärzte fest –, und sich deswegen eine entsprechende Spannung aufbaue. Als ich gefragt wurde, seit wann ich in dieser Anspannung sei, fiel bei mir der Groschen. Eigentlich seit der Pubertät, kam es mir spontan in den Sinn. Seitdem hatte sich al-

les verändert. Es war kein unbekümmertes Leben mehr für mich. Ich hatte extrem schwere Akne. Einige Zeit war ich wirklich der Meinung, dass ich mein Leben lang immer irgendwelche Arzneimittel nehmen würde, zumal meine Ärzte immer wieder bedenkenlos Medikamente verschrieben.

Die Lebenssituationen, aus denen heraus Menschen um psychotherapeutische Hilfe nachsuchen, sind so zahlreich wie die Ratsuchenden unterschiedlich.

Kinder in Not

Seelische Störungen können bereits in der Kindheit auftreten. Häufige Symptome als Anzeichen für seelische Störungen sind die so genannten Kinderfehler: übermäßiges Bohren in der Nase, Kauen an den Fingernägeln, ständiges Grimassenschneiden und so weiter.

Wenn Kinder in seelischen Nöten sind, sind immer auch erwachsene Bezugspersonen am Geschehen beteiligt. Sie sind es, die unachtsam und gefühllos sind, die verwöhnen, vernachlässigen, prügeln, sexuell missbrauchen und so fort. Oft mangelt es den Erziehungspersonen auch an gesunder Selbstbehauptung. Sie sind unsicher und ängstlich im Verhalten ihren Kindern gegenüber und geben ihnen zu wenig gefühlsgetragene Wertorientierung vor.

Die psychotherapeutische Behandlung von Kindern sollte deswegen möglichst immer mit einer psychologischen Beratung oder Psychotherapie der erziehenden Bezugspersonen verbunden werden. Es ist keine Schande, sich wegen der seelischen Störungen seiner Kinder beraten zu lassen. Eine Schande ist es vielmehr, sich nicht zu informieren und nicht wissen zu wollen, woher die seelischen Störungen des Kindes rühren. Wenn es in der Schule zum Beispiel überdurchschnittliche Lernschwierigkeiten hat, anhaltende Feindseligkeit, auffällige Schüchternheit oder extreme Ängste zeigt, dann sind dahinter neben möglichen Konflikten im Klassenraum auch mehr oder weniger schwere familiäre Beziehungsstörungen zu vermuten. In diesen Fällen ist eine Familientherapie dringend anzuraten, denn alle Beteiligten des familiären Ganzen sollten sich ändern lernen.

Problem Schule

Mit dem Schuleintritt steht das Kind vor der Entwicklungsaufgabe »Schulfähigkeit«. Zu den Anforderungen, die die Schule an das Kind stellt, gehören intellektuelle Leistungen, Lern- und Arbeitsfähigkeiten, Motivation, mitmenschliche Einstellungen. Das Kind erfährt sich in der Schule als eines von vielen und muss sich damit zufrieden geben, dass der Lehrer es mit anderen Schülern gleichstellt und nicht bevorzugt. Doch diese Aufgaben können dem Kind zum Problem werden, wenn es die Voraussetzungen für einen erfolgreichen Schulbesuch von zu Hause aus nicht mitbringt. Kinder, die sich die normalen Aufgaben des Schulalltags nicht zutrauen, entwickeln eine erstaunliche Bandbreite seelischer Störungen. Lernstörungen in der Schule sind die Arbeitsstörungen der Kinder.

Oft sind die Eltern in diesen Situationen hilflos, weswegen sie sich Hilfe holen sollten. Gespräche mit Lehrern und Schulpsychologen sollten regelmäßig geführt werden. Gehen Sie nicht erst dann zum Psychotherapeuten, wenn das Kind bereits in den Brunnen, das heißt durchgefallen ist. Manche Therapeuten haben sich auf die Arbeit mit Kindern und Jugendlichen spezialisiert und können eine Vielzahl von Hilfestellungen anbieten.

Der Wechsel der Schule, etwa von der Grundschule hin zu weiterführenden Schulen, ist eine krisenanfällige Situation. Damit geht nicht nur eine Veränderung der intellektuellen Aufgabenstellungen einher, sondern auch eine Veränderung des sozialen Umfeldes. Es sind andere Mitschüler und Lehrer, auf die sich das Kind neu einzustellen hat; bisher tragende Beziehungen zu vertrauten Lehrern und liebgewordenen Freunden fallen weg.

Familiäre Belastungen

Doch nicht nur die Schule kann für Kinder der Anlass für seelische Störungen sein. Wenn die Beziehung zwischen den Eltern nicht trägt, wenn Vater und Mutter im Streit leben oder wenn ein oder beide Elternteile selbst schwer seelisch gestört sind, kann das auch bei Kindern zu seelischen Störungen führen. In diesen Fällen sind das soziale Umfeld und die Lehrer in der Schule gefordert, den betroffenen Kindern Hilfestellungen und Unterstützung anzubieten.

Manches Kind kommt ins Schleudern, wenn ein Geschwister geboren wird. Auch in dieser Situation kann eine psychologische Beratung und Psychotherapie sinnvoll sein.

Eine Zeit höchster Anforderungen: die Pubertät

Die Pubertät ist eine der krisenanfälligsten und schwierigsten Lebenssituationen, in die sich ein Mensch zeit seines Lebens hineingestellt sieht. Mit der Pubertät sind eine Reihe ungemein hoher Anforderungen gegeben.

Da ist zum einen die Frage nach der eigenen geschlechtlichen Identität und nach dem Verhältnis zum anderen Geschlecht. Die Sexualthematik ist allerdings nur ein Teil einer umfassenderen Beziehungs- und Selbstbeziehungsthematik. Viele Jugendliche zweifeln von früh auf an ihrem Mann- oder Frausein oder protestieren gegen die ihnen zugeschriebene Geschlechterrolle. Geschlechtsbezogene Minderwertigkeitskomplexe äußern sich beispielsweise in der Unsicherheit, einen genügend großen Busen oder Penis zu haben, zu viel oder zu wenig Behaarung festzustellen und so weiter.

Viele Pubertierende fühlen sich einsam und unverstanden. Dabei muss es sich nicht immer um Fragen der Sexualität und der Beziehung zum anderen Geschlecht handeln. Wegen mangelnder Gesprächspartner leben Jugendliche oft in Einsamkeit und Isolation. Die oft verzweifelte Suche nach einem neuen Selbstwertgefühl kann mitunter auch in Großmannssucht und Zerstörungswut münden.

In der Pubertät stellt sich die Frage nach der Lebensorientierung schlechthin: Wer bin ich? Was will ich auf dieser Welt? Wofür lohnt es sich zu leben? Wer kann mir Vorbild sein? Mit wem kann ich meine intimen Erfahrungen teilen? Wie kann ich in dieser Welt auf Dauer bestehen?

Mitunter endet die Einsamkeit und Isolation von Jugendlichen im Selbstmord. Das ist dann bereits der Endpunkt einer länger andauernden Verwicklung, die die Beteiligten vielleicht durch psychotherapeutische Hilfe schon früh hätten abwenden können.

Die Zukunft planen – aber wie?

Konkret stellt sich in der Pubertät auch die Frage nach der beruflichen Orientierung. Alle Welt erwartet, dass ich einen »sinnvollen Beruf« erlerne. Entweder habe ich mir einen Lehrberuf zu suchen oder den Schritt zu einem erweiterten Schulabschluss zu tun. Was aber, wenn ich mir unsicher bin und es mir schwer fällt, eine mir zusagende Lehrstelle zu finden?

Die Pubertät ist auch die Zeit der beginnenden Ablösung von den Eltern. Die Jugendlichen erleben sich erstmals deutlich im Unterschied und in der Abgrenzung zu ihren Eltern. Zweifel an deren Göttlichkeit, Allwissenheit werden laut; der Respekt vor ihnen sinkt. Davon bleibt das jugendliche Selbstwertgefühl aber nicht unberührt. Nicht selten machen sich dann Ratlosigkeit und Verzweiflung breit, oder es kommt zur ziellosen Revolte und zur zerstörerischen Ablehnung der Familie. Gut ist es, wenn die Jugendlichen in dieser Situation über Bekannte oder Freunde einen Zugang zur Psychotherapie finden.

Die folgende, rückblickende Selbstdarstellung des heute 40-jährigen Peter S. zeigt anschaulich kritische Lebensereignisse in mehreren Lebensabschnitten auf, in denen eine Psychotherapie bereits hätte hilfreich sein können.

In der Schule war ich überhaupt nicht bei der Sache, hing ständig Tagträumen nach. Ich nahm wenig am Unterricht teil, träumte lieber von sexuellen Erlebnissen. Ich war mutlos, Kontakte zu den gleichaltrigen Schülern herzustellen. Schon damals hätte ich also eine psychologische Beratung gebraucht. Es hätte sogar eine Möglichkeit gegeben, als ich neun oder zehn Jahre alt war. Die Lehrerin hatte beobachtet, dass ich im Unterricht häufig abwesend war. Deswegen hatte sie meine Eltern angesprochen und ihnen geraten, mich zu einer Schulpsychologin zu schicken. Ich war auch tatsächlich da gewesen. Doch dann war ich derart verschlossen und traute mich nicht, ihr etwas von mir zu erzählen. Die Schulpsychologin meinte damals, es würde schon alles in Ordnung gehen, aber das war eben nicht der Fall. So lange laufe ich schon mit meinen Problemen herum.

Ich erinnere mich an eine Situation während meiner Pubertät, in der 7. oder 8. Klasse. Ich hatte ein schlechtes Zeugnis in der Tasche. Plötzlich kam mir in den Sinn, dass ich Selbstmord begehen würde, wenn mich mein Vater wegen der schlechten Noten bestrafen würde. Ich stellte mir vor, dass ich mich von einem Auto überfahren lassen würde. Als ich dann nach Hause kam, schimpfte mein Vater zwar mit mir, aber ich bekam keine Strafe. Auch in der Pubertät hätte mir Psychotherapie sicher helfen können. All diese Phantasien von Schuld und Strafe haben mich stark belastet.

Am Ende der Pubertät ergab sich wieder eine sehr schwierige Situation. Ich war neunzehn und hatte meinen ersten Geschlechtsverkehr mit einem Mädchen erlebt. Das war für mich eine ganz neue Welt. Ich wollte dann jeden Tag Geschlechtsverkehr haben. Es kam auch fast täglich dazu. Doch nach einem halben Jahr trennte sich meine Freundin von mir. Ich war nie auf die Idee gekommen, mit ihr einfach mal wegzugehen, mich mit ihr zu unterhalten und so weiter. Das war mir nicht wichtig gewesen. Nach dieser Trennung stürzte meine Welt total ein, und ich hatte jahrelang depressive Phasen. Nur durch Leistungssport konnte ich diese Depressionen irgendwie ausgleichen. Richtig verarbeitet hatte ich diese Erfahrung aber nie. Sicher hätte mir eine Psychotherapie helfen können.

Ich war damals am Ende meiner Lehrzeit bei der Polizei. Das letzte halbe Jahr war ich völlig abwesend. Ich konnte nicht mehr sinnvoll lernen. Die nächsten Jahre engagierte ich mich ungemein ehrgeizig im Boxsport. Ich kam bis in den Endkampf um die Europameisterschaft. Das war meine Methode, meine Gefühle und Verletzungen zu verdrängen.

Mit 27 wurde ich plötzlich nachts von Atemnot und körperlichen Beschwerden heimgesucht. Ich wusste nicht warum. Vielleicht hing es damit zusammen, dass ich bei der Polizei das Sportlehrerdiplom machen wollte. Ich hatte die Aufnahmeprüfung bestanden, aber letztendlich wurde mir ein Strich durch diese Rechnung gemacht. Die Verantwortlichen im Polizeipräsidium sagten: »Wir haben Angst, dass Sie wie Ihre Vorgänger kündigen werden, wenn Sie das Sportlehrerdiplom bestehen, und in die freie Marktwirtschaft gehen oder sich über diesen Umweg bei der Polizei wieder als Angestellter einstellen lassen werden, um mehr Geld zu verdienen.« Das hatte ich nie im Sinn gehabt. Ich wollte einfach Sportlehrer werden, obwohl ich auch Angst davor hatte, alle damit verbundenen Prüfungen zu bestehen.

Nach dieser Absage war ich sehr deprimiert. Hinzu kam, dass ich damals bei meinen Eltern ausgezogen war. Beides zusammen hatte mich wohl umgehauen. Ich war damals nach außen hin zwar ein strammer Kerl, doch innerlich war ich hilflos und mutlos. Psychotherapeutische Hilfe konnte ich mir aber auch damals noch nicht holen. Es dauerte noch mehr als zehn Jahre, bis ich diesen Weg für mich entdeckte.

Krisensituationen der jungen Erwachsenen

Die Kindheit macht das erste Lebensjahrzehnt aus, die Jugend und Pubertät das zweite. Im dritten Lebensjahrzehnt werden die Ausgestaltung der beruflichen Wirklichkeit, die Wahl eines festen Lebenspartners und der Übergang zur Elternschaft zu zentralen Aufgaben des Lebens.

Nach dem Abschluss der Lehre oder nach dem Abitur wollen wir uns in aller Regel auf die eigenen Füße stellen, wollen wir selbständiger, unabhängiger, freier und selbstverantwortlicher werden. Das wird zugleich auch von der Gesellschaft an die jetzt Volljährigen herangetragen.

Doch viele junge Menschen sind damit überfordert. Zahlreich sind die Konfliktlagen und seelischen Störungen, in die junge Menschen in Beruf, Studium, Partnerschaft, Ehe, Kindererziehung und so weiter hineingeraten. Zwar haben sie in der Schule angeblich immer fürs Leben gelernt, aber Lebenskunde wurde ihnen nicht beigebracht. Wie führe ich eine Partnerschaft? Wie erziehe ich Kinder? Wie verhalte ich mich am Arbeitsplatz? Was heißt es, körperlich, seelisch und geistig gesund zu leben?

Die Notlagen sind oft groß: Da ist die von Vater und älterem Bruder als Dienstmagd in Abhängigkeit gehaltene jüngere Schwester, die lange Zeit nicht den Mut aufbringt, sich selbständig zu machen und eine eigene Wohnung zu beziehen. Da ist der Student, der sich verliebt und schon der Hochzeit entgegensieht, dann aber verlassen wird und aus Verzweiflung und Selbsthass nicht mehr lernen kann und den Abschluss nicht schafft.

Auf eigenen Füßen, ohne stehen zu können?

Für viele wird auch ein Ortswechsel zum Problem; der Rückhalt der Familie und ehemaliger Freunde fehlt jetzt; die neue, fremde Stadt bleibt kalt und unzugänglich. Gleichzeitig besteht der Druck seitens der Familie oder seitens der eigenen Ansprüche, im Beruf oder Studium glänzenden Erfolg haben zu müssen. Unter diesem Stress brechen nicht wenige zusammen. Das sind Zeiten des Umbruchs, in denen vieles nicht nur neu und aufregend, sondern auch einschüchternd wirkt. Hilflosigkeit, Einsamkeitsgefühle, Ängste und Depressionen machen sich oft breit.

Viel Glück – aber auch Leid – wird im Umgang mit eigenen und fremden Kindern erfahren. Unsere Gesellschaft bereitet die Eltern viel zuwenig auf diese Aufgabe vor. Über Gartenbau und Blumenpflege sind wir weitaus informierter als über Kindererziehung. Seelische Störungen werden von Generation zu Generation weitergegeben. Die Psychotherapie wäre geeignet, diesen Teufelskreis durchbrechen zu helfen.

Der Beruf als Moloch

Im vierten Lebensjahrzehnt bleiben die Aufgaben des dritten Jahrzehnts weiter bestehen. Oft rückt die Berufswelt noch mehr ins Zentrum des Lebens. Es ist das Zeitalter der Workaholics.

Karriereplanung und Konflikte am Arbeitsplatz sind nicht mehr nur für Männer das Sorgenpaket Nummer eins während dieses Lebensabschnittes. Viele Menschen leiden an Existenzängsten – auch wenn sie noch so erfolgreich sind. Aber auch das andere Extrem wird erlebt und kann zu tief greifenden Sinnkrisen und anhaltenden seelischen Störungen führen: Arbeitsplatzverlust bzw. Arbeitslosigkeit.

In der Berufswelt gibt es immer öfter Situationen, die völlig neu sind und in denen bisher gelernte Verhaltensmuster nicht mehr ohne weiteres erfolgreich eingesetzt werden können. Um den neuen Anforderungen gerecht zu werden, sind neue Anpassungsleistungen gefordert. Aber auch Konfliktfähigkeit wird benötigt. Doch bin ich überhaupt fähig, Konflikte durchzustehen? Oder ist mein Harmoniebedürfnis stets größer als meine konfliktorientierte Selbstbehauptung? Erlebe ich mich schnell unsicher und hilflos?

Ehekrisen

Im mittleren Erwachsenenalter – im Alter um die Dreißig – häufen sich die Ehekrisen. Derzeit wird bereits jede dritte Ehe geschieden. Das ist auf recht unterschiedliche Gründe zurückzuführen. Wir sollten uns hüten, diesen Tatbestand sofort moralisch zu bewerten. In der Psychotherapie besteht die Aufgabe, Lebenssituationen so, wie sie geworden sind, zu verstehen und nach neuen Möglichkeiten einer sinnvollen Lebensgestaltung zu suchen. Die entscheidende Frage im Krisenfall ist, wie mit der Krise umgegangen wird. Hier werden oft viele Fehler gemacht, zu denen nicht selten auch die lebensfremden moralischen Bewertungen der Krisensituationen zu zählen sind.

Midlife-crisis

Im höheren Erwachsenenalter (die Vierzig- und Fünfzigjährigen) spielen Familie und Beruf nach wie vor eine zentrale Rolle. Zu geringer Handlungsspielraum am Arbeitsplatz, zu wenig Verantwortung hinsichtlich der eigenen Arbeitstätigkeit und nicht zuletzt der Verlust des Arbeitsplatzes können zu schwer wiegenden Beeinträchtigungen der seelischen Gesundheit führen.

Eine 50-jährige Frau kam zur Therapie, weil ihr von einem Tag auf den anderen ohne Ankündigung und ohne vorbereitendes Gespräch gekündigt worden war. Sie hatte lange Jahre als Abteilungsleiterin gearbeitet, war sehr tüchtig gewesen und hatte für das Unternehmen immer alles gegeben. Als ihr ehemals so auf gegenseitige Unterstützung bedachter Arbeitgeber (solange es dem Unternehmen und damit ihm half) jedoch Konkurs angemeldet hatte, wurde ihr gekündigt. Die Abteilungsleiterin fand sich daraufhin in einer schweren depressiven Episode wieder, wobei ihr die Art der Kündigung und das Verhalten ihres ehemaligen Chefs mindestens ebenso viel zu schaffen machte wie die jetzt bestehende Arbeitslosigkeit.

Auch das Flüggewerden der Kinder wird von vielen Eltern und besonders von Müttern oft als Lebenskrise erlebt: Diese Situation verlangt von den Müttern eine Neuorientierung ihrer Lebensaufgaben. Haushaltsführung und Kindererziehung nehmen viele Frauen voll in Anspruch, solange die Kinder klein und noch zu Hause sind. Die Kinder sind der Sinn des Lebens. Doch dann gehen sie fort, und der Halt, den ihre Erziehung für die Mutter bedeutet hatte, entfällt.

Wozu bin ich noch da?

Die 48-jährige Martha O. lebt in gut situierten bürgerlichen Verhältnissen. Ihr Mann hat einen gut bezahlten Job. Die einzige Tochter von Martha O. war immer eine gute Schülerin und ist jetzt in eine andere Stadt gezogen, um dort zu studieren. Seither haben sich die seelischen Probleme der Mutter deutlich verstärkt. Sie war schon längere Zeit ess- und fernsehsüchtig und litt an allgemeinen Angststörungen. Doch neuerdings haben sich die depressiven Störungen sehr verstärkt. Mann und Tochter machen sich ernsthaft Sorgen um die Mutter. Zusammen kommen sie in die psychotherapeutische Praxis, weil sie nicht mehr weiter wissen. In den Gesprächen wird bald deutlich, dass die Mutter sich über viele Jahre sehr auf die Tochter konzentriert und darüber eine Reihe anderer Lebensbereiche vernachlässigt hatte, zumal ihr arbeitssüchtiger Mann oft keine Zeit für Martha hatte. Von früh auf ängstlich eingestellt, ist diese Frau in ihrer Persönlichkeitsentwicklung stecken geblieben. Ihr Lebensentwurf erweist sich als zu eng, ihr sozialer Aktionsradius als zu klein.

Krankheit und Tod bewältigen

Mit zunehmendem Alter treten gehäuft Krankheiten auf, entweder aus biologischen Gründen oder als Folge somatisierter Konflikte. Psychisches Leiden wird viel in Form eines körperlichen Symptoms zum Ausdruck gebracht.

Schwer wiegende Störungen des seelischen Gleichgewichts kann der Tod des Ehepartners zur Folge haben. Die wichtigste Bezugsperson ist damit weggefallen. Das eigene Ich ist leer geworden, Verlassenheit stellt sich ein. Der Alltag muss anders organisiert werden, auf jahrelange gemeinsame Gewohnheiten kann nicht mehr gebaut werden. Das eigene Leben wird rekapituliert, überprüft und oft für untauglich befunden. Aus Trauer wird Depression. Selbstmordgedanken nehmen mitunter überhand. Zuweilen erleiden die Betroffenen einen psychogenen Tod, das heißt, sie sterben dem verstorbenen Lebenspartner nach.

Altern als Krise und Lebensaufgabe?

Im höheren Alter wird man mit der eigenen Endlichkeit konfrontiert, die man zu erkennen und zu akzeptieren hat. Man muss lernen, seine Lebensenergien auf neue Aufgaben zu lenken und sich zugleich zu bescheiden und auf das Wesentliche zu konzentrieren. Angesichts der Tatsache, dass wir ernsthaft damit rechnen müssen, eventuell an die 100 Jahre alt zu werden, können wir das Leben auch in drei Abschnitte einteilen:

In den ersten 33 Jahren scheinen wir Menschen alle Zeit dieser Welt zu haben. Mehr oder weniger behütet leben wir in Kindheit, Jugend und jungem Erwachsenenalter in den Tag hinein, ohne an ein Ende dieser Welt je ernsthaft zu denken. Im Gegenteil: Wir lernen – manchmal sogar für das Leben, wir lieben – manchmal sogar auf Dauer, wir gehen in die Welt hinaus, wir heiraten, wir zeugen Kinder, wir schließen Freundschaften – es ist die Zeit der Lebensentwürfe! In den zweiten 33 Jahren leben wir für unsere Projekte: für die Familie, die Firma, die Wissenschaft, die Politik, die Partei, den Verein, für das Haus, die Kinder – es ist die Zeit der Tüchtigkeiten!

Und dann? Es kommt der Ruhestand, das Rentnerdasein, das Alter. Doch sehr viele haben in ihrer Zeit der Lebensentwürfe das Altern nicht mitbedacht. Wie und warum auch, da bis vor nicht allzu langer Zeit die Menschen kaum 70 Jahre alt wurden? Das Rentenalter überhaupt erreicht zu haben, galt schon als Leistung, die vom sozialen Umfeld bewundert wurde. Allenfalls hatte man sich auf ein paar ruhige Jahre einzurichten, um dann einen hoffentlich schönen Tod zu sterben.

Aber jenseits der 70 ernsthaft noch weitere 30 Jahre zu leben und sich auf eine sinnvolle Lebensgestaltung im hohen Alter einzustellen, daran gilt es, möglichst früh ernsthaft zu denken.

Sinnvoll leben im Alter

Es gibt sehr viele körperlich rüstige und tüchtige Menschen, die 60 Jahre und älter sind. Und doch leiden viele von ihnen an Altersdepressionen und sonstigen seelischen Gebrechen.

Da ist beispielsweise die tüchtige Pensionswirtin Laura Z., die ihr Leben lang für ihre Gäste arbeitete. Auch als ihr Mann frühzeitig starb, hielt sie den Familienbetrieb aufrecht. Doch als sie sich zur Ruhe setzen musste und die Möglichkeit bestand, sich mehr auf die eigenen Interessen zu besinnen und die Freuden des Alters zu genießen, folgte eine depressive Episode auf die andere. Diese Depressionen füllten ihre Leere, die durch ihre mangelnde Fähigkeit gegeben war, das Altern in Ruhe und Muße sinnvoll zu gestalten.

Psychotherapie als Seelenpflege kann auch bei älteren Menschen eine ernst zu nehmende Hilfe sein. Es gilt, sie zu ermutigen, die Aufgaben des Alterns rüstig anzugehen.

Da ist – um ein weiteres Beispiel anzuführen – ein 65-jähriger Ruheständler, Hermann B., der bereits seit einem Jahr an schweren depressiven Verstimmungen litt und kaum noch Lebensfreude empfand. Zuvor war er geschäftsführend in einem Kaufhauskonzern tätig. Im Kreis seiner damaligen Mitarbeiter war er ein geschätzter und gern gesehener Vorgesetzter. Er strahlte Zuversicht, Lebensmut und Mitmenschlichkeit aus. Doch dann, ausgestattet mit einer ansehnlichen Pension, hatte alles plötzlich scheinbar keinen Sinn mehr. Und statt seiner körperlich behinderten Frau eine Hilfe zu sein, wurde er zum Pflegefall für sie. Verzweifelt und voller Tränen kam dieser Mann in die psychotherapeutische Praxis – zusammen mit seiner Frau, die ihn dazu ermutigt hatte.

Bereits in der ersten Sitzung stellte sich heraus, dass Hermann B. gut von sich berichten und auch gut zuhören kann, zwei Voraussetzungen, die die psychotherapeutische Arbeit wesentlich erleichtern. Nach weiteren probatorischen Sitzungen (Probesitzungen, in denen herausgefunden wird, ob Klient und Psychotherapeut gut zusammenarbeiten können) entschieden wir uns für eine längerfristige Zusammenarbeit. Als Ergebnis der folgenden, etwa ein Jahr dauernden Psychotherapie ist Hermann B. heute nicht nur in der Lage, ohne Beeinträchtigungen die alltäglichen Dinge des Lebens zu erledigen, sondern nutzt auch frohen Mutes die ihm gegebenen Möglichkeiten eines sinnvollen Alterns: Zusammenarbeit mit seiner Frau im Haushalt, Gartenarbeit, Organisieren von Familienzusammenkünften, Betreuung der Enkelkinder, Lesen, Hören von Musik, Verreisen und anderes mehr. Mit Hilfe von wöchentlichen Einzel- und gruppentherapeutischen Sitzungen gelang es Hermann B., seinem Leben im Alter selbstverantwortlich eine neue Wendung zu geben.

Was kann Therapie im Alter bewirken?

Nicht immer sind in der Psychotherapie derart überzeugende und beeindruckende Ergebnisse zu erzielen. Darum sollten Sie, falls Sie als ältere Mitbürgerin oder Mitbürger psychotherapeutische Hilfe suchen, die Ansprüche an die Ergebnisse einer Psychotherapie nicht allzu hoch schrauben. Betrachten Sie Ihren Psychotherapeuten als Gesprächspartner, mit dem zusammen Sie neue Wege Ihrer Lebensgestaltung erkunden wollen. Aber seien Sie sich bewusst, dass Sie den Weg immer selbst zurücklegen müssen. Psychotherapeuten sind keine Lastesel, die ihre Klienten zum Lebensglück tragen können.

Das Beispiel von Erna S. mag verdeutlichen, was damit gemeint ist: Erna S., 71 Jahre alt, war in sehr schwierigen Kindheitsverhältnissen aufgewachsen, die sie dazu drängten, sich abzukapseln und zu verschließen. Gleichwohl hatte sie stets das Bedürfnis nach Nähe und Zärtlichkeit. Als Sozialarbeiterin konnte sie ihrem Bedürfnis nach mitmenschlichen Beziehungen zum Teil in ihrer Fürsorge für sozial schwache Menschen nachgehen. Doch den Mut zu einer Beziehung zu einem Mann fand sie nie.

Seit mehreren Jahren lebt Erna S. in einem großen Altenwohnheim, wo sie sich aber über lange Zeit verlassen vorkam und oft unter depressiven Stimmungen litt. Als sie vor gut einem Jahr in die psychotherapeutische Praxis kam, war sie schon sehr verzweifelt und dachte ernsthaft an Selbsttötung. Gleichzeitig brachte sie die Hoffnung mit, auch in ihrem hohen Alter noch etwas zum Besseren wenden zu können.

Tatsächlich gelang es in den folgenden Monaten, Erna S. zu ermutigen, sowohl in ihrem Altenwohnheim als auch in der Stadt vermehrt Kontakt zu ihren Mitmenschen zu suchen. Dazu gab sie unter anderem eine Kontaktanzeige auf. Ängste, Bedenken und Selbstzweifel, die sich ihr während dieser neuen Aktivitäten in den Weg stellten, lernten wir in der Aufarbeitung ihrer Lebensgeschichte als charakterlich bedingte Hemmungen zu verstehen. Seither setzt die Klientin alles daran, von sich aus ihr soziales Wohnumfeld zu verbessern. Neuerdings erzählt Frau S. sogar davon, dass sie über eine Anzeige ernsthaft einen Lebensgefährten suche und bereits einige Verabredungen getroffen habe.

Test: Brauche ich psychotherapeutische Hilfe?

Beurteilung von Symptomen

Bitte beantworten Sie die folgenden Fragen wahrheitsgemäß, wenn Sie wirklich etwas Neues über sich erfahren wollen.

Ich leide an körperlichen Symptomen, obwohl die Ärzte mir sagen, ich sei körperlich gesund.
☒ ja ☐ nein ☐ ich weiß nicht

Ich schlafe schlecht. ☒ ja ☐ nein ☐ ich weiß nicht

Im Grunde fühle ich mich ungeliebt und einsam.
☐ ja ☐ nein ☒ ich weiß nicht

Ich habe übermäßig Angst. ☐ ja ☐ nein ☒ ich weiß nicht

Ich grüble viel und drehe mich mit meinen Gedanken im Kreis.
☒ ja ☐ nein ☐ ich weiß nicht

Ich bin abhängig von Alkohol oder Nikotin oder anderen Suchtmitteln. ☐ ja ☒ nein ☐ ich weiß nicht

Ich trage Geheimnisse mit mir herum und weiß nicht, wem ich mich anvertrauen könnte. ☒ ja ☐ nein ☐ ich weiß nicht

Ich bin dafür, dass Kinder geschlagen werden.
☐ ja ☒ nein ☐ ich weiß nicht

Ich habe oft Schuldgefühle und fühle mich schnell klein.
☒ ja ☐ nein ☐ ich weiß nicht

Meine Beziehung zum anderen Geschlecht ist gestört.
☐ ja ☐ nein ☒ ich weiß nicht

Ich nehme regelmäßig Psychopharmaka.
☐ ja ☒ nein ☐ ich weiß nicht

Meine Arbeitsleistung ist eingeschränkt.
☐ ja ☐ nein ☒ ich weiß nicht

Ich habe keinen Freund bzw. keine Freundin, mit dem bzw. der ich über vieles reden kann. ☐ ja ☐ nein ☒ ich weiß nicht

Ich ekle mich vor meinem Körper bzw. vor einzelnen
Körperteilen. ☐ ja ☐ nein ☒ ich weiß nicht

Ich habe Sinnlosigkeitsgefühle und weiß nicht, wozu ich
eigentlich lebe. ☒ ja ☐ nein ☐ ich weiß nicht

Ich traue mir kaum zu, unter Menschen zu gehen.
☒ ja ☐ nein ☐ ich weiß nicht

Ich bin arrogant. ☐ ja ☒ nein ☐ ich weiß nicht

Ich habe gelegentlich Selbstmordgedanken.
☐ ja ☒ nein ☐ ich weiß nicht

Ich hasse Ausländer. ☐ ja ☒ nein ☐ ich weiß nicht

Ich bin zuweilen voller Wut und Ärger.
☒ ja ☐ nein ☐ ich weiß nicht

Ich bin streitsüchtig, fernsehsüchtig oder sonstwie süchtig.
☐ ja ☐ nein ☒ ich weiß nicht

Summe: ☐ ja ☐ nein ☐ ich weiß nicht

Auswertung:

– Wenn Sie *10 oder mehr Fragen mit Ja* beantwortet haben, sollten Sie dringend psychotherapeutische Hilfe aufsuchen.
– Wenn Sie *weniger als 10 Fragen mit Ja* beantwortet haben,
sich aber unsicher sind, ob Sie nicht doch psychotherapeutische Hilfe brauchen, sollten Sie bei einem Psychotherapeuten
eine Probesitzung verabreden, um herauszufinden, ob Psychotherapie eine Hilfe für Sie sein könnte.

Die Vorurteile über Psychotherapie

Einer meiner Studenten interviewte Menschen, die noch keine persönlichen Erfahrungen mit einer Psychotherapie hatten.

»Wie stellen Sie sich eine Psychotherapie vor?«

»Man setzt sich mit dem Psychotherapeuten zusammen und redet über Dinge, die einen beschäftigen – Vergangenheit, Kindheit, Familie, Freundeskreis. Der Psychotherapeut wertet das dann aus und versucht, einem zu erklären, wo das Problem liegt.«

»Ich stelle mir vor, dass da eine Liege ist, auf der der Patient liegt und viel erzählt. Der Therapeut macht sich Notizen und sagt wenig.«

» Wozu dient Ihrer Meinung nach eine Psychotherapie?«

»Zur Feststellung seelischer Krankheiten. Diese können ja auch zu körperlichen Problemen führen. Ich denke, dass Psychotherapie auch Selbstmordgefährdeten helfen kann.

Auch überlastete Eltern können sich dort Hilfe holen – wenn nicht, könnte es sein, dass das Kind später eine Psychotherapie nötig hat. Eine Therapie kann vielleicht helfen, das Selbstwertgefühl und das Selbstbewusstsein zu verbessern, um so auch mit den eigenen Problemen besser umgehen zu können.«

»Woher stammen Ihre Informationen zum Thema Psychotherapie?«

»Aus dem Fernseher, aus Filmen und Serien und von Freunden, die in Behandlung sind.«

»Würden Sie an einer Psychotherapie teilnehmen?«

»Ja. Ich bin der Meinung, dass man in eine Psychotherapie gehen sollte, wenn man sich selbst nicht mehr helfen kann. Wenn ich Probleme hätte, würde ich das bestimmt tun. Ich denke jedoch, dass es schwierig ist, gute Psychotherapeuten zu finden. Es ist ja schon schwierig, einen guten Hausarzt zu finden.«

Diese Einschätzungen sind typisch für den Wandel, der sich in unserer Gesellschaft vollzieht. Psychotherapie wird immer selbstverständlicher als mögliche Hilfestellung in Lebenskrisen gesehen und in Anspruch genommen.

Doch wer dann tatsächlich zum Therapeuten geht, läuft derzeit immer noch Gefahr, als jemand abgestempelt zu werden, der nicht ganz richtig im Kopf sei. Eine Psychotherapie wird oft als Eingeständnis unnormaler Schwäche und Hilflosigkeit gewertet. Man erzählt es den Freunden nicht, oder man teilt sie in zwei Gruppen auf: die einen wissen es, die anderen nicht. Am Arbeitsplatz wird besser nichts gesagt, denn sonst könnte die Karriere leiden. Diese Vorurteile gegenüber Personen, die in Therapie sind, findet man überall – leider auch unter Ärzten und Psychologen.

Jana L., die wir bereits kennen gelernt haben, stellt fest:

Viele Menschen scheuen sich auch im privaten Umfeld, von der eigenen seelischen Not zu sprechen, weil eben immer wieder Leute sagen: Die ist doch wohl nicht ganz richtig im Kopf, sie spinnt und so weiter. Diese Vorurteile kriegt man immer wieder zu spüren. Auch wenn man zu einer Psychotherapie geht, wird einem vermittelt, dass man nicht mehr ganz richtig sei im Oberstübchen. Dass die Probleme vielleicht durch Überlastung oder Erschöpfung zustande gekommen sind, glauben sie einem nicht.

Bis heute herrscht in der Bevölkerung das weit verbreitete Vorurteil vor, dass bei seelischen Störungen die Neurologie und die Biochemie zuständig seien. Psychische Störungen hätten letztendlich ihre Ursachen in Störungen des Stoffwechselprozesses.

Werden seelische Probleme vererbt?

Neuerdings ist auch die Überlegung auf dem Vormarsch, seelische Störungen müssten irgendwie auf der Genkarte eines Menschen zu lokalisieren sein. Das aber sind irreführende Vorstellungen und Anstrengungen einer körpermedizinisch orientierten Psychiatrie und Gentechnologie, die, im Denksystem der Naturwissenschaften befangen, nichts anderes als körperliche Ursachen für jedwede Art von seelischen Phänomenen denken können. Immer wieder wird von Versuchen in der Genforschung berichtet, seelische Eigenschaften im biologischen Erbgut zu lokalisieren. Damit verbindet sich dann beispielsweise die Phantasie, gewisse genetische Auffälligkeiten im Erbgut von Sexualverbrechern finden zu können. Von hier ist es dann nicht weit zu der Überlegung, bestimmte Menschen anhand von Genkarten auszufiltern und einer Behandlung zu unterziehen. Diese angeblich wissenschaftlichen Bemühungen sind äußerst kritisch einzuschätzen, weil hinter derartigen Überlegungen auch menschenverachtende, rassistische Gedanken verborgen liegen können.

Leider wird – auch in auflagenstarken Tageszeitungen und Journalen – immer wieder das Vorurteil von der biologischen Bestimmtheit seelischer Charaktereigenschaften unters Volk gestreut. »Ganz der Papa. Intelligenz, Charakter, Talente. Neue Erkenntnisse über die Vererbung. Wer hat was von wem?« lautet eine Focus-Titelgeschichte. Die Berichterstattung, die den Schein einer wissenschaftlich fundierten Information vermittelt, wärmt uralte Vorurteile der Menschheitsgeschichte auf und verkauft ein undurchsichtiges wissenschaftsjournalistisches Gebräu als neuesten gentechnologischen Cocktail. Eine genauere Lektüre des Artikels ergibt, dass die Journalistin und die Genforscher doch nichts Genaues wissen. Trotzdem wird das erbbiologische Vorurteil hemmungslos bedient. Ein Geschäft für die Zeitungsmacher ist das allemal, denn – und das ist die wirklich interessante Information dieses Artikels – 30 % der Bevölkerung glauben, dass Eigenschaften wie Intelligenz, Temperament und Dickköpfigkeit biologisch vererbt werden, weitere 59 % glauben, dass sie zum Teil biologisch vererbt, zum anderen Teil durch Erziehung und Umwelteinflüsse beeinflusst werden. Lediglich 10 % glauben nicht an eine biologische Vererbung.

Das Problem mit den psychologisierenden Schreibtischtätern ist, dass sie meist keine soliden Fachkenntnisse besitzen, dass sie mitunter hemmungslos Vorurteile aufgreifen, gewinnbringend ausschlachten und auf diese Weise die Dummheit erneut ins Volk streuen.

Veröffentlichungen, sei es in Zeitungen oder Zeitschriften, sei es in Büchern, Radio, Fernsehen oder Internet, kann nicht kritiklos vertraut werden. Es kann immer auch anders sein – oft ist das Gegenteil richtig.

Die Psychotherapie ist eine eigene Wissenschaft!

Ein anderer Denkfehler ist, die Psychotherapie mit der Psychiatrie gleichzusetzen. Aber auch dieses Vorurteil ist seitens der Psychiater vorgeprägt worden. Zunächst allenfalls zögerlich, dann aber nach dem Zweiten Weltkrieg mit einer Art standespolitischer Gier, wurde die Psychotherapie seitens psychiatrischer Kreise als lediglich eine Methode unter anderen in das Magazin ärztlicher Heilverfahren einzugliedern versucht. Daher stammt das Vorurteil in der Bevölkerung, Psychotherapie sei eine Angelegenheit der Psychiatrie. Herrschende Vorurteile in der Bevölkerung gegenüber der Psychotherapie haben ihre historischen Gründe.

Vor dieser Entwicklung hatte Sigmund Freud, der Begründer der Psychoanalyse und modernen Psychotherapie, scheinbar vergeblich zu warnen versucht. Sigmund Freud war zwar von seiner Erstausbildung her Mediziner und Facharzt für Neurologie, doch als Schöpfer der Psychoanalyse wurde er Psychotherapeut und schätzte sich auch selbst so ein. Er begründete den neuen Heilberuf des Psychotherapeuten. Wer die Psychotherapie der ärztlichen Medizin unterordnet, begeht einen folgenschweren Irrtum. Entsprechend wild wuchern dann die Phantasien über das, was Psychotherapie sei, könne und nicht könne.

Weder Wundertäter noch Quacksalber

Zwei Tendenzen lassen sich beschreiben: Überbewertung und Entwertung. Einerseits wird vielen Psychotherapeuten Quacksalberei vorgeworfen, andererseits werden sie als Wundertäter angesehen.

Hohe und höchste Erwartungen, die an eine Psychotherapie

gestellt werden, können aber sehr hinderlich sein. Wenn in passiver Erwartungshaltung vom Therapeuten gefordert wird, dass er alle Probleme schnell richten solle, ist dies womöglich Ausdruck einer verwöhnten, selbstbezogenen, egozentrischen Lebenshaltung und daher Teil der seelischen Störungen. Die Klienten übertragen ihre überzogenen Erwartungshaltungen an das Leben auch auf den Psychotherapeuten, keine Einstellungen, mit denen das Leben produktiv gemeistert werden kann – auch eine Psychotherapie nicht.

Wenn sich für Klienten herausstellt, dass in der Psychotherapie der schnelle Erfolg nicht zu haben ist, schlägt die passiv hoffende Erwartungshaltung und die damit einhergehende Vergötterung des Therapeuten oft in Feindseligkeit um. Mitunter machen sich bitterböse Entwertungstendenzen breit.

Schädliche Therapie?

Die Erfahrungen aus unserer psychotherapeutischen Praxis zeigen, dass dieses Vorurteil nicht ganz unbegründet ist. Es gibt nämlich tatsächlich psychotherapiegeschädigte Personen: Es kann sein, dass sie in der Therapie für die Bedürfnisse der Psychotherapeuten missbraucht wurden – was nicht immer sexueller Missbrauch sein muss, denn es findet auch emotioneller Missbrauch statt. Oder sie haben in einer langjährigen monologisierenden Psychoanalyse verlernt, mit ihren Mitmenschen echte Dialoge zu führen. Auch kommt es vor, dass sie in Babyphasen zurückgeführt wurden und nun nicht mehr wissen, wie sie wieder ins Hier und Jetzt finden sollen, und andere Verirrungen mehr.

Als Scharlatanerie erweist sich aber nicht selten auch die ärztliche Psychopharmakologie. Die von den Hilfesuchenden immer noch viel zu sehr überhöhten »Götter in Weiß« haben bei genauerem Hinsehen oft nur sehr bescheidene Kenntnisse von den tieferen Zusammenhängen seelischer Störungen und sind oft bedenkenlos schnell mit Arzneimitteln bei der Hand. Diese produzieren jedoch auf Dauer oft mehr Probleme, als dass sie tatsächlich eine Hilfestellung oder gar Problemlösung wären.

Achtung Psychopharmaka

Seien Sie einem Arzt gegenüber skeptisch, der Ihnen im Brustton vermeintlicher wissenschaftlicher Überzeugung versichert, er habe das rechte Arzneimittel für Ihre psychischen Probleme parat. Zum einen ist es schon eine fragwürdige Angelegenheit für sich, mittels körpermedizinischer Arzneien seelische Störungen beheben zu wollen. Arzneimittel können allenfalls vorübergehende Hilfsmittel sein, bis es gelingt, von der Lebensführung her eine neue Einstellung zu finden und so die Störungen gründlich anzugehen. Zum anderen ist die Therapie seelischer Störungen mittels Psychopharmaka eine erst seit etwa 60 Jahren existierende Heilmethode, die bei jedem Patienten immer wieder nach der Methode von Versuch und Irrtum funktioniert. Deswegen soll auch jeder Patient von sich aus und für sich persönlich jeweils von neuem in selbstverantwortlicher Zusammenarbeit mit einem verantwortungsvollen Arzt prüfen, ob und welche Psychopharmaka für ihn eventuell hilfreich sind.

Pillen – kein Allheilmittel

Es sind aber auch viele Patienten selbst, die sich immer wieder von Pillen wundertätige Heilung versprechen und versprechen lassen. Hier wirkt das Vorurteil hinein, dass psychische Störungen körperliche Stoffwechselstörungen seien und deswegen stoffgebundene Heilmittel eine Veränderung bewirken könnten. Oft erweist sich dieser Glaube an die Psychopharmaka als Ausdruck einer in Bequemlichkeit verankerten Riesenerwartung. Wenn es eine Pille geben würde, die alles zum Besseren wenden könnte, müsste ich mich nicht mit meinen Lebensirrtümern und gesundheitsschädlichen Gewohnheiten konfrontieren. Der häufige und oft auch missbräuchliche Konsum von Psychopharmaka ist Teil des Problems, das diese Arzneimittel zu heilen vorgeben. Die in diesem Zusammenhang gegebene Suchtthematik, das heißt die Probleme, die durch Arzneimittelabhängigkeit entstehen, darf nicht unterschätzt werden.

Das Vorurteil, seelische Störungen seien biologisch verursacht und deswegen eine Angelegenheit der Psychopharmakologie und der Nervenärzte, basiert auf der Tatsache, dass es derartige Wirkungszusammenhänge in manchen Fällen tatsächlich gibt. Doch machen die seelischen Krankheitsbilder, bei denen eindeutig Beeinträchtigungen, Verletzungen oder Zerstörungen der körperlichen Basis unserer seelischen Existenz vorliegen, nur einen geringen Bruchteil der uns bekannten seelischen Störungen aus. Der weitaus größte Teil dieser Störungen – eben der, derentwegen auch die Psychotherapie entwickelt wurde – lässt diese körperliche Verursachung vermissen. Gestört ist eben nicht der Körper, sondern die Seele und die ganze Lebensführung der betroffenen Klienten.

Die Seele – naturwissenschaftlich nicht zu erklären

Für materialistisch und naturwissenschaftlich-körpermedizinisch denkende Menschen sind seelische Zusammenhänge oft schwer oder nicht zu verstehen. Psychotherapie, so lautet dann der Vorwurf, befasse sich mit etwas nicht Existentem beziehungsweise nicht wirklich Messbarem. Tatsächlich verweigern sich Gefühle und Affekte, Tugenden und Tüchtigkeiten, Moralvorstellungen und Phantasien, Gedanken und Werte und andere seelische Wirkfaktoren dem naturwissenschaftlichen Zugriff.

Doch – und das war die großartige Entdeckung von Pionieren der Psychotherapie wie Sigmund Freud und Alfred Adler, wir können diese seelischen Zusammenhänge verstehen, verstehen auch in ihren Verstiegenheiten und Perversionen, in ihren Störungen und Konflikten, wenn wir humanwissenschaftlich vorgehen. Manche Zeitgenossen meinen, Psychotherapie sei nur etwas für »Kranke«: *Ich bin ja nicht krank, also brauche ich keine Therapie.* Nun soll niemandem eine Psychotherapie aufgenötigt werden. Eine Psychotherapie gelingt nur, wenn sie auf der Freiwilligkeit der beteiligten Personen – Psychotherapeuten und Klienten – beruht. Im freien Dialog sollen Selbsterkenntnis, Menschen- und Lebenskenntnis der Klienten erweitert und bereichert werden, damit diese ihr Leben persönlich erfolgreicher gestalten können.

Therapie auch für den Partner

Immer wieder zeigt sich in Psychotherapien, dass ein Ehepartner für sich in Anspruch nimmt, seelisch gesund zu sein, während der andere als der »Kranke« eine Psychotherapie aufsucht.

Susanne F. kam wegen massiver Angststörungen in die psychotherapeutische Praxis. Nach und nach zeigte sich, dass auch das Verhalten ihres Mannes mit zu ihrer Verunsicherung beitrug. Nur zögerlich und widerwillig kam dieser dann auch gelegentlich mit in eine der Sitzungen. Allerdings nutzten wir diese Gelegenheiten, um zügig wesentliche Themen und Probleme in der Beziehung des Paares anzusprechen und zu klären. Mitunter ließ sich der Mann auch darauf ein, mehr von sich zu erzählen und kritisch über sich nachzudenken. Doch lange Zeit blieb er in seiner festen Selbst(fehl)einschätzung verhaftet, er habe keine Probleme und seine Frau sei unabhängig von ihm seelisch krank. Jetzt, nach etwa zwei Jahren psychotherapeutischer Arbeit mit der Frau und gelegentlichen Gesprächen mit dem Mann, teilt dieser mit, dass die Gespräche auch ihm etwas gebracht hätten, dass er sich und seine Frau jetzt besser verstehe und dass auch er bei sich jetzt einiges erkannt habe, was zu verbessern sei.

Diese Geschichte ist kein Einzelfall. Auch dass es sich bei der Person, die sich bedeckt hält, um einen Mann handelt, ist eine eher typische Erfahrung. Immer mehr Ausnahmen – zum Glück – bestätigen diese Regel.

Die Praxis als Reparaturbetrieb

Weit verbreitet ist auch die Idee, die Psychotherapie sei ein Reparaturbetrieb. Im Rahmen unserer Leistungsgesellschaft wird seelische Leistungsfähigkeit gefordert. Stellt sich eine seelische Störung ein, so dass man nicht so funktioniert, wie man sollte, wird der Psychotherapie die Aufgabe zugedacht, diese Person wieder zu »reparieren«.

Dieses aus dem Handwerk und aus der Industrie abgeleitete Denkmodell trifft aber auf seelische Störungen nicht zu. Der Psychotherapeut würde mit Recht als Konformist kritisiert werden, wenn er sich lediglich darum bemühte, seine Klienten an die herrschenden gesellschaftlichen Normen anzupassen, wenn er vergessen würde, auch ihr Selbstsein und ihre Persönlichkeitsbildung zu thematisieren und zu fördern.

Persönliche Erfolge und Leistungen, die mit Hilfe einer Psychotherapie errungen werden können, lassen sich nicht einfach auf die Bewertungsmaßstäbe einer vor allem ökonomisch orientierten Leistungsgesellschaft verrechnen. Vielleicht hat aus diesem Grund die Psychotherapie in Wirtschaftskreisen keinen allzu guten Ruf. Sie sei, so ein herrschendes Vorurteil, doch nur etwas für Erfolglose und für Schwache – allenfalls noch etwas für Frauen. Folgende Selbstdarstellung eines Wirtschaftsingenieurs wird Sie hoffentlich eines Besseren belehren:

Mit 27 Jahren, nach Abschluss meines Studiums zum Wirtschaftsingenieur an der Universität, beschloss ich, meine Vorliebe für die Umweltverfahrenstechnik mit einer Promotion zu vertiefen. Eine Idee hatte ich, die Praxisnähe zur Realisation war durch einige Firmenkontakte gesichert. Ich konnte auch einen Professor beim Fachbereich Abfallwirtschaft gewinnen. Wir vereinbarten eine freie Mitarbeit in einigen seiner laufenden Projekte, was mir ein gewisses Maß an Freiheit für die Weiterentwicklung meiner Idee gab sowie die Betreuung meiner Promotion.

Wider Erwarten war es dann jedoch sehr schwierig, meine Idee auch von einem umwelttechnisch orientierten Lehrstuhl einer Universität aus anzupreisen, denn weder waren Forschungsmittel zu gewinnen, noch kam es zu einer zügigen Heranführung von Firmeninteressen. Schleichend begleitet wurde diese Entwicklung noch von einer Rezession, die vor allem das Investitionsklima im technischen Umweltschutz stark dämpfte.

Ich bemühte mich daher auf allen Ebenen, meine Entwicklung über die verschiedensten Kanäle und Kontakte voranzubringen. Doch beständige und zuverlässige Kooperationspartner blieben ebenso aus wie ein stabiles Einkommen, außer den Honoraren für die Projektarbeiten von dem Universitätsprofessor.

Da mir der Gang der Dinge bei einigen meiner Kooperationspartner nicht mehr zusagte, meldete ich unabgesprochen ein Schutzrecht an. Dies und mein intensives und von außen schwer verfolgbares Engagement für meine Idee ärgerte den Professor so sehr, dass er mir die Zusammenarbeit aufkündigte. Zuvor war noch eine fast zehnjährige Partnerschaft mit der Mutter meiner sechs Jahre alten Tochter für mich plötzlich und unerwartet zerbrochen. Zu den beruflichen und privaten Misserfolgen gesellte sich zuletzt auch noch eine finanzielle Misere.

Alles in allem begann ich, trotz einer lieben neuen Partnerin und sehr gutem Kontakt zu meinem Elternhaus und zu meinen Freunden, an meinem Lebensweg zu zweifeln. Ich bekam in durchaus regelmäßigen Abständen Depressionen. Ich merkte, dass weder aus eigener Kraft noch durch Personen aus meinem persönlichen Umfeld eine kurzfristige oder wenigstens bedingte Hilfe möglich war.

Nach einigem Zögern entschied ich mich daher vor zwei Jahren für die Aufnahme einer Psychotherapie, die mir zunächst eine inzwischen eingetretene Antriebsschwäche nahm. Das Ergebnis überraschte mich selber: Ich stellte vor jetzt einem Jahr eine fast 200-seitige Rohversion meiner Dissertation fertig. Ich wurde von einem Apparate- und Anlagenbauer in Bayern eingekauft. Er konnte dank meiner Unterstützung bereits zwei Anlagen meines Typs verkaufen. Zudem steht ein Prototyp meiner Idee mittlerweile in einem renommierten Forschungszentrum für Abfallwirtschaft und wird dort intensiv getestet.

Zusammenfassend kann ich sagen, dass, wenn mehrere Stricke im Leben einmal reißen sollten, wenigstens ein Strick zum Herausziehen noch erreichbar sein muss. Die Psychotherapie war für mich ein solcher Strick. Meine Innovationskraft und Energie sind dadurch nicht von lebensmüden Gedanken zerfressen worden und können anderen Menschen nützen.

Was sollen wir angesichts dieses Beispiels zu dem Vorurteil sagen, Psychotherapien würden nicht Probleme lösen helfen, sondern zusätzlich neue schaffen? Und doch mag auch in diesem (Vor)Urteil ein Körnchen Wahrheit stecken. Psychotherapie ist nicht gleich Psychotherapie. Die Qualitäten und Fähigkeiten der Psychotherapeuten sind in der Tat sehr unterschiedlich. Das gilt sowohl für ärztliche als auch für psychologische, pädagogische oder sonstige Psychotherapeuten.

Auch Psychotherapie ist nicht umsonst

Psychotherapie ist eine Dienstleistung und kostet Geld. Inzwischen ist in Deutschland die Anspruchshaltung weit verbreitet, eine Psychotherapie müsse von den Krankenkassen finanziert werden. Hier ist auf das Vorurteil hinzuweisen, eine Psychotherapie dürfe nichts kosten – oder sei zu teuer. Es ist schon erstaunlich, wie viel leichter es uns offenbar fällt, die Befriedigung von materiellen Bedürfnissen zu finanzieren oder in materielle Güter zu investieren; wenn es aber darum geht, für unsere seelische Gesundheit und unsere Persönlichkeitsbildung zu zahlen, werden wir schnell geizig.

Luxus einer Überflussgesellschaft?

Mitunter heißt es, Psychotherapie sei eine Luxuserscheinung unserer verwöhnten Zeiten. Es gehe uns nicht schlecht genug, weswegen wir auch Zeit hätten, uns mit den Hinterstübchen unseres Seelenlebens zu befassen.

Diese Bedenken sollten nicht leichtfertig abgetan werden. Studien zur Verbreitung seelischer Störungen stellen zum Beispiel fest, dass in schweren Krisenzeiten (Krieg!), in denen die Realängste die aus seelischen Störungen resultierenden Ängste in den Hintergrund drängen, die Zahl der seelisch Erkrankten abrupt sinkt, während sie in Zeiten des Überflusses ansteigt.

Krieg als Ausdruck seelischer Störungen

Schwere Krisensituationen verdrängen nicht nur bestimmte Formen seelischer Störungen, sie erzeugen auch neue. Der Extremfall eines Krieges ist eine Form einer sehr starken seelischen Störung einer ganzen Gesellschaft.

Alles, was für die Kultur arbeitet, stellte Sigmund Freud fest, arbeitet auch gegen den Krieg. Die Psychotherapie ist somit auch eine wichtige Form der Bildungs- und Kulturarbeit. Sie schafft Gegengewichte zu den zerstörerischen Tendenzen unserer Zeit.

Im jeweiligen Einzelfall der psychotherapeutischen Praxis kann sie verängstigten Menschen Mut machen, das Leben trotz aller Widrigkeiten selbstverantwortlich gestalten zu wollen. Psychotherapie ist soziokulturelle Basisarbeit.

Was sollen wir aus dieser Sicht der Dinge von dem Vorurteil halten, Psychotherapie beschäftige sich mit Unwichtigem? Was – heißt die kritische Frage – soll das viele Graben in früher Kindheit und längst vergangenen Erlebnissen? Das Hier und Jetzt sei wichtig. Auch diese Alternative ist falsch und lässt sich in einem Sowohl-als-auch auflösen. Eine Psychotherapie hat nicht entweder die Lebensgeschichte des Klienten zu erforschen oder das Hier und Jetzt der gegenwärtigen Lebenssituation – sondern auf jeden Fall beides.

Therapie fürs Hier und Jetzt

Aber auch in dieser Hinsicht sei zugestanden, dass ein kritischer Blick auf mögliche Fehlentwicklung zuweilen gut tut. Wenn nach fünf Jahren detaillierter Erkundung der frühesten Lebensgeschichte noch nie ernsthaft über die Möglichkeiten gegenwärtiger Lebensgestaltung gesprochen wurde, ist das ein schwerer Fehler in der psychotherapeutischen Arbeit. Die psychotherapeutische Klärung vergangener Lebenszusammenhänge soll im Dienst einer sinnvollen, kreativen Lebensgestaltung des Klienten stehen. Gegenwart, Vergangenheit und Zukunft bilden das Ganze menschlichen Zeiterlebens. Wer sich zu sehr auf ein Teil des Ganzen konzentriert, läuft Gefahr, das Ganze des Lebens aus dem Blick zu verlieren.

Angesichts der Vielzahl von Vorurteilen gegenüber der psychotherapeutischen Arbeit wollen wir uns nicht entmutigen lassen. Im Gegenteil: Diese Vorurteile sind dazu da, um überwunden zu werden. Die Überwindung von Vorurteilen geschieht im Streben nach Selbsterkenntnis, Menschenkenntnis und Lebenskenntnis.

Was ist Psychotherapie?

Auf die Frage, was Psychotherapie sei, lassen sich folgende fünf Antworten geben:

Psychotherapie ist ...

... eine wirksame Behandlungsmethode bei seelischen Störungen.

... eine Berufstätigkeit.

... eine Forschungsmethode.

... ein wissenschaftliches System.

... als Lebensform angewandte Philosophie.

Behandlungsmethode bei seelischen Störungen

Psychotherapie hat ihren Sinn und Zweck erreicht, wenn es gelingt, einem Menschen zu helfen, sich in seiner Gegenwart, Vergangenheit und Zukunft besser zu verstehen und so das eigene, individuelle Leben besser, das heißt gesünder, aufgeklärter und selbstverantwortlicher zu gestalten. Psychotherapie ist also eine Methode zur Behandlung seelischer Störungen. Ein Psychotherapeut hilft seinen Klienten, ihre Selbsterkenntnis zu fördern. Gemeinsam wird eine für das Leben tragfähige Orientierung erarbeitet. Vorhandene psychotherapeutische Theorien sollen in diesem Arbeitsprozess als Erkenntnishilfen nützlich sein.

Psychotherapie als Berufstätigkeit

Für den Psychotherapeuten ist die Ausübung von Psychotherapie berufliche Arbeit. Er hat eine Berufsausbildung abgeschlossen, er richtet einen Arbeitsplatz ein, er ist berufsständisch organisiert, er verdient sein Geld mit dieser Arbeit, er ist beruflichen Wertvorstellungen verpflichtet und anderes mehr.

Ein Psychotherapeut kann mit einem Expeditionsleiter oder Bergführer verglichen werden, der viel Erfahrung und Wissen über diverse unwegsame Gebiete dieser Welt erworben hat. Er ist seinem Klienten behilflich, einen Weg aus scheinbar unwegsamem Gelände zu finden und neue Wege in für beide bisher unbekannte Gebiete zu erschließen.

Forschungsmethode Psychotherapie

Das aus dem Griechischen abgeleitete Wort »Methode« bedeutet »Weg«. Psychotherapie ist eine moderne wissenschaftliche Methode, um Seelisches zu erkunden. Sie ist ein Weg, den wir gehen, um Erkenntnis zu finden: Selbsterkenntnis, Menschenkenntnis, Lebenskenntnis. Seit den Anfängen der modernen Psychotherapie ist wissenschaftlich-forschendes Verstehenwollen wesentlicher Bestandteil dieser neuen Form zwischenmenschlicher Begegnung. Entwickelt wurde diese Methode nicht in den Universitäten und Akademien, sondern im praktischen Bemühen der Pioniere der Psychotherapie, seelisch gestörte Menschen ihrer Zeit besser verstehen zu lernen, sich selbst inbegriffen.

Wissenschaftliches System

Sigmund Freud hatte sich zeitlebens leidenschaftlich um abstrakte wissenschaftliche Erkenntnisse bemüht und mit seiner Psychoanalyse eine Theorie des gesunden wie des gestörten Seelenlebens geschaffen, die bis heute nichts von ihrer Faszination eingebüßt hat.

Doch mit der Psychoanalyse war kein Endpunkt der modernen Psychotherapie, sondern ihr Ausgangspunkt erreicht. Es gibt inzwischen eine Vielzahl unterschiedlicher, sich mitunter auch widersprechender psychotherapeutischer Schulen, die mehr oder weniger wichtige Erkenntnisfortschritte gebracht haben: Alfred Adler mit der Individualpsychologie, C. G. Jung mit seiner Analytischen oder Komplexen Psychologie, Wilhelm Reich und die ihm folgenden Körperpsychotherapien, die diversen Abschattungen der Verhaltenstherapie, Psychodrama, Gestalttherapie, Gesprächspsychotherapie und andere mehr.

Wie in anderen Humanwissenschaften (Geschichts-, Literatur-, Sprachwissenschaft etc.) auch, gibt es bis heute nicht das abschließende wissenschaftliche System der Psychotherapie. Aber es gibt die immer wieder faszinierende Aufgabe, das Ganze der Psychotherapie systematisch zu ergründen. Die Anstrengung, dieser Aufgabe gerecht zu werden beziehungsweise sich ihr zu stellen, ergibt im Ergebnis die wissenschaftlichen Theoriebildungen.

Eine gute Theorie aber ist ein wissenschaftliches System, in dem die uns bisher zugänglichen Erkenntnisse sinnvoll als Ganzes zusammenhängend geordnet sowie folgerichtig aufgebaut und nicht einseitig interessengeleitet erscheinen. Dass dem aber nicht immer so ist, zeigt die derzeitige Entwicklung der Psychotherapie in Deutschland, wo ein von kassenärztlichen Funktionären geführtes, autoritäres System ärztlicher Psychoanalyse die zweifelhafte Macht besitzt, konkurrierende wissenschaftliche Ansätze durch das bestehende System der kassenfinanzierten Psychotherapie in der praktischen Anwendung auszugrenzen. Gleiches gilt leider auch für die psychologischen Institute an den Universitäten, wo Vertreter einer einseitig naturwissenschaftlich orientierten Psychologie seit Jahrzehnten eine gleichberechtigte Entwicklung einer humanwissenschaftlich fundierten Psychologie und Psychotherapie weitgehend unterbinden.

Als Lebensform angewandte Philosophie

Psychotherapie als dienende und pflegende Heilkunde und als forschendes Verstehenwollen, als Beruf und als wissenschaftliches System ist zusammen genommen zugleich eine moderne Lebensform, die die Begründer und Klassiker der Psychotherapie als Antwort auf die sie existenziell bedrängenden Fragen ihrer Zeit geschaffen haben.

Psychotherapeutische Theorie und Praxis sind an die jeweilige Existenz der mit ihnen befassten Psychotherapeuten gebunden. Daher bestimmen deren Wertorientierungen auch die psychotherapeutische Behandlung und Theoriebildung.

Das Nachdenken über diese Wertzusammenhänge aber ist Philosophieren. Philosophie als »Weisheitsliebe«, als Streben nach Erkenntnis des Zusammenhanges der Dinge in der Welt, als tiefgründiges Nachdenken über die Gegebenheiten unseres Lebens, bildet letztendlich die Ausrichtung einer existenziell gelebten Psychotherapie als moderner Lebensform. Als Behandlungsmethode ist sie damit aber zugleich angewandte Philosophie.

Psychotherapie berührt damit auch die letzten Grundlagen unseres Lebens, Fragen, die mit systematischer Wissenschaft alleine nicht ausreichend beantwortet werden können. Philosophie ist Tradition und aktuelle Möglichkeit, innerhalb derer wir diese letzten Fragen der Menschheit und unserer individuellen Existenz erörtern können.

Sind Ärzte schlechte Therapeuten?

Schon Sigmund Freud, studierter Arzt und Facharzt der Neurologie, der sich zugleich intensiv mit der Psychiatrie seiner Zeit beschäftigt hatte, warnte davor, die Psychotherapie den Ärzten zu überlassen. Diese Einschätzung Sigmund Freuds hat leider bis heute nichts von ihrer Gültigkeit verloren. Und sie gilt nicht nur für die Psychoanalyse, sondern für das gesamte Gebiet der Psychotherapie. Schon von ihrer Ausbildung her sind die Ärzte denkbar schlecht auf die psychotherapeutische Tätigkeit vorbereitet:

Hier kommt in erster Linie in Betracht, dass der Arzt in der medizinischen Schule eine Ausbildung erfahren hat, die ungefähr das Gegenteil von dem ist, was er als Vorbereitung zur Psychoanalyse brauchen würde. Seine Aufmerksamkeit ist auf objektiv feststellbare anatomische, physikalische, chemische Tatbestände hingelenkt worden, von deren richtiger Erfassung und geeigneter Beeinflussung der Erfolg des ärztlichen Handelns abhängt. In seinen Gesichtskreis wird das Problem des Lebens gerückt, soweit es sich uns bisher aus dem Spiel der Kräfte erklärt hat, die auch in der anorganischen Natur nachweisbar sind. Für die seelischen Seiten der Lebensphänomene wird das Interesse nicht geweckt, das Studium der höheren geistigen Leistungen geht die Medizin nichts an, es ist der Bereich einer anderen Fakultät. Die

Psychiatrie allein sollte sich mit den Störungen der seelischen Funktionen beschäftigen, aber man weiß, in welcher Weise und mit welchen Absichten sie es tut. Sie sucht die körperlichen Bedingungen der Seelenstörungen auf und behandelt sie wie andere Krankheitsanlässe.

Psychotherapie ist eine humanwissenschaftliche Theorie und Praxis. Daher ist der naturwissenschaftlich-biologische Zugriff der Körpermedizin ungeeignet, die Zusammenhänge des gesunden und gestörten Seelenlebens verständlich zu machen. Hierzu bedarf es anderer Qualifikationen, die im Studium der Human-, Sozial- und Geisteswissenschaften, der Wissenschaften von den Menschen in ihren historisch-kulturellen Lebenszusammenhängen, erworben werden.

Psychologie und Psychotherapie

Nach Freud ist die Psychoanalyse nicht ärztliche Wissenschaft und Praxis, sondern »ein Stück einer psychologischen Lehre«. Psychoanalytische Therapie sei »ein Stück angewandter Psychologie«. Für Freud war die Psychoanalyse eine Teildisziplin der Psychologie, doch nicht irgendeine, sondern die Grundlage und das Fundament einer ganzheitlichen Psychologie, die den Menschen bis in seine tiefsten Lebenszusammenhänge hinein auszuleuchten versteht.

Bei näherem Hinsehen macht es aber auch wenig Sinn, die Psychotherapie ausschließlich den Psychologen zuzuordnen, denn es waren neben den Psychologen Ärzte, Pädagogen, Soziologen, Philosophen und eine Reihe weiterer Wissenschaftler und Praktiker, die im 20. Jahrhundert die Fülle der psychotherapeutischen Theorien und angewandten Methoden entwickelten. Die Psychotherapie in ihren unterschiedlichen schulenspezifischen Ausfächerungen und Methoden ist dadurch im 20. Jahrhundert zu einer eigenständigen Wissenschaft samt zugehöriger Praxis ausgebildet worden.

Dieser Entwicklung im 20. Jahrhundert hin zu einer humanwissenschaftlich fundierten Psychotherapie trägt dann auch – anders als die bundesrepublikanische Gesetzgebung – das österreichische Psychotherapeutengesetz aus dem Jahr 1990 Rechnung.

Österreichisches Psychotherapeutengesetz

Psychotherapie als Bezeichnung einer eigenständigen beruflichen Praxis wird folgendermaßen definiert:

»Die Ausübung der Psychotherapie im Sinne dieses Bundesgesetzes ist die nach einer allgemeinen und besonderen Ausbildung erlernte, umfassende, bewusste und geplante Behandlung von psycho-sozial oder psychosomatisch bedingten Verhaltensstörungen und Leidenszuständen mit wissenschaftlich-psychotherapeutischen Methoden in einer Interaktion zwischen einem oder mehreren Behandelten und einem oder mehreren Psychotherapeuten mit dem Ziel, bestehende Symptome zu mildern oder zu beseitigen, gestörte Verhaltensweisen und Einstellungen zu ändern und die Reifung, Entwicklung und Gesundheit der Behandelten zu fördern.«

Berufsvoraussetzungen

Psychotherapie ist nach dem österreichischen Psychotherapeutengesetz ein eigenständiger Beruf, der in einer sowohl theoretischen als auch praktischen Ausbildung zu vermitteln ist. Diese Ausbildung gliedert sich in ein Grund- und in ein Hauptstudium. Zum Grundstudium wird zugelassen, wer die Allgemeine Hochschulreife oder eine vergleichbare Qualifikation nachweisen kann. Zum Hauptstudium wird zugelassen, wer das Grundstudium erfolgreich absolviert hat oder den Abschluss eines akademischen Berufes (Sozialberuf, Pädagoge, Kunsttherapeut, Arzt, Philosoph, Psychologe, Publizist, Kommunikationswissenschaftler und andere mehr) oder vergleichbare Qualifikationen nachweisen kann. Ausdrücklich wird im Gesetz darauf hingewiesen, dass *die Ausübung der Psychotherapie keine ausschließlich Ärzten vorbehaltene Tätigkeit* ist.

Wenn als Ziel von Psychotherapie zugleich angestrebt wird,

die Reifung, Entwicklung und Gesundheit der Behandelten zu fördern, weist eine umfassende, ganzheitlich denkende und praktizierende Psychotherapie über die Behandlung seelischer Störungen hinaus, wie sie etwa in der von der Weltgesundheitsorganisation herausgegebenen »Internationalen Klassifikation psychischer Störungen« beschrieben sind. Diese klinisch-diagnostischen Leitlinien sind zwar aufschlussreich in ihrem Überblick, den sie erschließen, und sicherlich nützlich, wenn es darum geht, die Kassenfinanzierung von Psychotherapie zu organisieren. Doch wäre es ein Irrtum, anzunehmen, Psychotherapie beschränke sich auf die Behandlung der in diesem Verzeichnis aufgelisteten seelischen Störungen.

Psychotherapie für »Gesunde«

Psychotherapie ist nicht nur etwas für »seelisch Kranke«, sie ist zugleich ein Weg zur Persönlichkeitsbildung für »normale« Menschen. Überhaupt lässt sich diese Einteilung in »kranke« und »normale« Zeitgenossen nur unter kassentechnischen und psychiatrischen Gesichtspunkten aufrechterhalten. Ansonsten wissen wir seit Sigmund Freud und Alfred Adler, dass die Übergänge zwischen seelischen Störungen und seelischer Gesundheit fließend sind. Genau genommen gibt es keine seelisch gesunden Menschen. Seelische Gesundheit ist ein Lebensideal, dem jeden Tag von neuem entgegengestrebt werden kann. Seelische Gesundung ist eine Leistung, die immer wieder aufs neue erbracht sein will. Es verhält sich wie mit der körperlichen Gesundheit. Es ist immer möglich, noch gesünder zu leben. Nur wer bestrebt ist, körperlich und seelisch gesund zu leben, wird den Anforderungen des Lebens als Ganzem gerecht.

Psychotherapie ist demnach eine Methode im Zusammenhang ganzheitlicher Gesundheitsbildung. Wer sich mit dieser wichtigen wissenschaftlichen und praktischen Entwicklung des 20. Jahrhunderts nicht befasst, läuft Gefahr, nicht auf der Höhe unserer Zeit zu sein. Psychotherapie ist eine Methode für alle, die sich um die eigene Persönlichkeitsbildung bemühen. Man muss nicht »seelisch gestört« sein, um sich der Psychotherapie als

Entwicklungshilfe zu bedienen und mit ihrer Hilfe die eigene Persönlichkeit fortzubilden.

Tiefenpsychologie und humanistische Psychotherapie

Tiefenpsychologie ist die von Sigmund Freud, Alfred Adler, Carl Gustav Jung und vielen anderen aufgebaute moderne Psychologie, die seit gut hundert Jahren den Menschen in seinen Tiefen als Einheit von Körper, Seele und Geist erforscht. Tiefenpsychologisch fundierte Psychotherapien bilden einen wesentlichen Bestandteil der heutigen Möglichkeiten, seelische Störungen zu heilen.

Humanistische Psychologien und Psychotherapien wurden nach dem Zweiten Weltkrieg in den USA als humanwissenschaftliche Alternative zu den naturwissenschaftlich orientierten Ansätzen der Psychoanalyse und der Verhaltenstherapie geschaffen. Die Humanistischen Psychologien sind einem humanistischen Menschenbild verpflichtet und trachten danach, die Persönlichkeitsbildung der Menschen zu fördern, den mitmenschlichen Umgang wertvoller zu gestalten, Vorurteile zu hinterfragen und selbstkritisch autoritäre und bürokratische Fehlentwicklungen innerhalb der Psychotherapie aufzudecken.

Wie verläuft eine Therapie?

Um Ihnen einen Einblick in den Verlauf einer Psychotherapie und den damit verbundenen Fragestellungen zu vermitteln, erinnern wir uns an Petra D., die Sie bereits kennen gelernt haben.

Diese 26-jährige Frau war wegen ihrer Niedergeschlagenheit, ihrer depressiven Verstimmungen und Sinnlosigkeitsgefühle, ihrer starken Ängste und Magenbeschwerden, ihrer häufigen Rücken- und Nackenschmerzen, Muskelverspannungen und Schwindelanfälle und anderem mehr in die psychotherapeutische Praxis gekommen.

Erste depressive Verstimmungen der Klientin lassen sich bis in ihre Kindheit zurückverfolgen. Schon die Tatsache, dass die Klientin keinen Kindergarten besuchen musste bzw. wollte, ist aufschlussreich. Petra erinnert sich, dass sie *am Rockzipfel der Mutter hing;* sie war ein *Mutterkind.*

Doch die Einschulung ergab dann keine dramatischen Probleme; die Lehrer hat sie gemocht; sie ging auch gerne zur Schule, war aber schnell einzuschüchtern; sobald etwas vorlag, das sie überforderte, wurde Petra krank.

An eine erste anhaltende depressive Episode erinnert sich Petra aus ihrer Grundschulzeit, in der 4. Klasse *(damals fing es schon an).* Es war eine Phase, in der der Klientin *ewig übel* war, meist morgens; Petra erinnert sich an zahlreiche Arztbesuche.

In den therapeutischen Gesprächen zeigt sich, dass die Klientin nur wenige frühkindliche Erinnerungen an den Vater hat. Dieser musste viel arbeiten. Doch dann änderte sich die familiäre Situation. Seine Krankheit (Bandscheibenvorfall) mit den damit verbundenen Schmerzen führte dazu, dass er immer öfter zu Hause bleiben musste. Oft reagierte der Vater sehr feindselig. Immer mehr missbrauchte er Alkohol als (Schmerz-)Betäubungsmittel.

Die Klientin lebte unbewusst eine starke Identifikation mit dem Vater. Sichtbarer Ausdruck dieser Identifikation ist die Symptomwahl, die sich schon früh an den Beschwerden des Vaters orientierte. Von seinem Charakter her ist der Vater depressiv strukturiert und neigt zum Ausleben seiner Feindseligkeit.

Anders die dem Therapeuten persönlich bekannte Mutter: Sie ist sehr ruhig, überkontrolliert, beherrscht, zwanghaft. Probleme und Konflikte wurden immer *unter den Tisch gekehrt.* Die Mutter hatte sehr oft Magenschmerzen. Sie war und ist auch heute noch immer reichlich zwanghaft eingestellt.

Zur älteren Schwester bestand in Kindheit und Jugend durchweg ein gutes Verhältnis. Für Petra war die ältere Schwester in ihrer selbstbewussten Art auch Orientierung im Chaos der elterlichen Beziehung. Als die Eltern sich scheiden ließen, war die Schwester schon ausgezogen; sie war emotionaler Zufluchtsort für die Klientin; zwischendurch gab es zwar einmal einen Bruch des Vertrauensverhältnisses, doch seit längerem ist die Beziehung wieder stabil und tragend.

Mit 16 Jahren hatte sich Petra *erstmals richtig verliebt* (dreijährige Beziehung); mit 20 Jahren ging sie eine neue Freundschaft ein (wieder dreijährige Beziehung); seither erlebte sie kurzfristigere Beziehungen, derzeit lebt Petra alleine.

Petra D., die inzwischen einen neuen Arbeitsplatz gefunden hat, lebt seit ihrer Kindheit, in Anlehnung an den depressiven Charakter des Vaters und den zwanghaften Charakter der Mutter, einen depressiv-zwanghaften, somatisierenden Lebensstil, wobei sich die selbstzerstörerischen Persönlichkeitsanteile und eine ebenfalls vorhandene, verhaltene Selbstbehauptung bis heute die Waage halten. Die Klientin will weiter gesunden und schwankt zwischen depressiv-selbstverkleinernden und aufbauend-selbstbehauptenden Tendenzen. Letztere gilt es in der Therapie weiter auszubauen. Hierzu soll über die tiefenpsychologisch fundierte Psychotherapie die Einsicht der Klientin in ihre eigene Psychodynamik weiter ausgebaut werden. Neben einer nachhaltigen Festigung ihres Selbstwertgefühls und ihrer Arbeitsfähigkeit wird im weiteren Verlauf der Therapie der Liebesbereich eine stärkere Beachtung erfahren. Die Klientin ist auf der Suche nach einem neuen Lebensgefährten; zahlreiche Selbstzweifel und die lebensgeschichtlich angelegte depressive Reaktionsweise verhindern bisher allerdings sinnvolle Aktivitäten in diesem Lebensbereich.

Ergebnisse der Therapie

Die Depressionen treten *nicht mehr* so *oft* auf und sind *nicht mehr so langwierig;* Petra sieht Ansatzpunkte, *wie ich wieder rauskommen kann,* und hat trotz der weiter vorhandenen depressiven Verstimmungen mittlerweile die Zuversicht, *dass es wieder vorbeigeht.* Körperliche Schmerzen sind weniger geworden, allerdings dauert das eingangs beschriebene Syndrom psychosomatischer Symptome abgeschwächt an.

Petra stellt fest: *Doch dann gibt es auch wieder die depressiven Situationen, in denen ich Angst habe, überhaupt nichts gere-*

gelt zu kriegen, die inzwischen gefundene Neuanstellung in einer Anwaltspraxis wieder zu verlieren, wieder *richtig krank* zu *werden* wie zu Beginn der Psychotherapie.

Medikamente nimmt Petra keine ein. Einsamkeitsgefühle dämpfen die Lebensstimmung der Klientin. Ihrer Charakterstruktur entsprechend, pendelt sie zwischen Lebensfreude und Pessimismus, zwischen Zuversicht und Resignation.

Auf der Basis der inzwischen ausgebauten vertrauensvollen therapeutischen Beziehung sollen im weiteren Verlauf der Psychotherapie die Arbeitsfähigkeit der Klientin sowie ihre sozialen Fähigkeiten und ihr Liebesleben weiter sinnvoll ausgestaltet werden. Die ambivalente Charakterstruktur der Klientin lässt zwar immer wieder depressive Stimmungen aufkommen, doch auf Dauer kann durchaus mit noch weiteren, deutlicheren Therapieerfolgen gerechnet werden.

Als Bewährungsprobe könnte sich die Beziehung zu einem potenziellen Lebenspartner entwickeln. Die immer mehr zum Tragen kommende positive Lebensenergie der Klientin gilt es andauernd zu stabilisieren, zerstörerische Tendenzen, die aus den frühkindlichen und pubertären Störungen resultieren, bewusst zu machen, zu reflektieren und zu gestalten – das heißt, zu relativieren bzw. aufzulösen.

Eine Fortsetzung der Psychotherapie ist auch unter kassenrechtlichen Gesichtspunkten noch notwendig, da weiterhin gravierende, als Krankheit zu wertende seelische Störungen bestehen.

Die Klientin zeigte sich in der bisherigen psychotherapeutischen Zusammenarbeit anhaltend motiviert. Sie hatte von sich aus nach psychotherapeutischer Hilfe gesucht, nachdem ihr nach zahlreichen ärztlichen Konsultationen bewusst geworden war, dass ihre Symptome seelisch und nicht körperlich bedingt sein müssen. Die Klientin ist sehr engagiert in der Mitarbeit und arbeitet nachdrücklich an der Verbesserung ihrer Lebenssituation.

Auf der Suche nach einem Psychotherapeuten

Drum prüfe, wer sich ewig bindet, ob sich das Herz zum Herzen findet!
Friedrich von Schiller

Susanne W. berichtet:
Ich bin seit zwei Jahren aufgrund psychosomatischer Beschwerden krank geschrieben. Obwohl ich mich zu Beginn meiner Erkrankung selbst zu einer Fachärztin für Neurologie und Psychiatrie begeben hatte, wurde ich trotzdem von einem Arzt zum nächsten geschickt, und keiner konnte mit meinen Beschwerden etwas anfangen und mir wirklich helfen. Statt dessen verschrieb man mir immer stärkere Schmerz- und Beruhigungsmittel. Von den vielen Tabletten bekam ich dann auch noch starke Magenbeschwerden mit ständigem Erbrechen. Meine Leber- und Nierenwerte verschlechterten sich von Monat zu Monat, und meine bis dahin vorübergehenden Kopfschmerzen wurden zu einem Dauerkopfschmerz, sodass ich kaum mehr in der Lage war, klar zu denken. Außerdem war ich von den vielen Beruhigungsmitteln wie benommen und habe mich kaum mehr auf die Straße getraut.

Auch drei Krankenhausaufenthalte brachten mir leider keine Besserung. Doch im letzten Krankenhaus stellte man mich einem Psychiater vor, und dieser veranlagte, dass ich fünf Wochen später in der Station für Psychosomatik und Psychotherapie aufgenommen wurde. Während meines dreimonatigen Aufenthaltes dort kam ich mir das erste Mal seit Beginn der Erkrankung angenommen und verstanden vor.

Es dauerte etwa fünf Wochen, bis sich mein Gesundheitszustand langsam besserte. Am Anfang durfte ich aufgrund meines großen Tablettenkonsums von Schmerz- und Beruhigungsmitteln, die alle verschrieben und angeordnet gewesen waren, nun auch noch einen Medikamentenentzug mitmachen, denn ich war tablettensüchtig geworden. Diese vierzehn Tage waren furchtbar, und ich bekam eine große Wut auf die Ärzte, denen ich das zu verdanken hatte.

Nachdem ich diese Hölle überstanden hatte, konnte ich dann an verschiedenen Therapien teilnehmen, und mir ging es zum Ende des Krankenhausaufenthalts wesentlich besser. Aber die Ärzte der Station meinten, dass damit erst der Anfang meiner Behandlung gemacht worden sei und ich nach meiner Entlassung unbedingt weiter in psychotherapeutischer Behandlung bleiben müsse, damit sich mein Zustand weiter festige und ich wieder arbeitsfähig würde.

Also bekam ich eine Liste von Psychotherapeuten der Kassenärztlichen Vereinigung, um mir eine weitere Behandlung zu suchen. Freundlicherweise kreuzte man mir noch die Therapeuten an, die für mich geeignet seien.

Doch dann begann für mich erneut die große Suche. Ich wurde von 23 Therapeuten aus Mangel an Therapieplätzen gleich am Telefon abgewiesen. Immerhin konnte ich zu drei Psychiatern zu einem Vorgespräch kommen. Diese hatten mich aber nur zwecks Weitervermittlung zu einem ersten Gespräch eingeladen, da sie selbst leider keine Kapazitäten frei hätten (alle drei arbeiteten an der Universität). Aber alle drei Herren kamen zu dem Ergebnis, dass ich ein zu schwieriger Fall wäre, als dass sie mich zu ihren jüngeren Kollegen schicken könnten. Erst jetzt habe ich nach monatelanger intensiver Suche nun endlich einen Psychotherapeuten gefunden, der mich annehmen will.

Psychische Störungen werden von Ärzten oft nicht ernst genommen – die persönlichen, sozialen und volkswirtschaftlichen Folgekosten sind enorm: Depressionen und Angstzustände wirken sich nach einer Studie der Weltgesundheitsorganisation (WHO) stärker auf die Arbeitsfähigkeit und das tägliche Leben aus als chronische körperliche Leiden wie Gelenkentzündungen, Zuckerkrankheit, Rückenleiden. Aber auch diese chronischen Leiden haben oft psychosomatische Ursachen, das heißt, auch sie gehen eventuell auf psychische Störungen und eine gesundheitsschädliche Lebensführung zurück. Psychische Störungen haben nicht zuletzt am Arbeitsplatz einen Verlust an Motivation, Selbstvertrauen, Konzentration und Energie zur Folge.

Wirksame psychotherapeutische Verfahren sind durchaus vorhanden. Doch die Chancen, eine angemessene psychotherapeutische Behandlung zu erlangen, sind nach wie vor gering. Das Zentralinstitut für seelische Gesundheit in Mannheim hat ermittelt, dass mit dem Ausmaß der psychischen Beeinträchtigung auch die Inanspruchnahme ärztlicher Leistungen zunimmt – leider jedoch der falschen.

Mangelware Therapie

Das Problem liegt sowohl bei den Ärzten als auch bei den Patienten. Nicht alle Ärzte sind kompetent genug, die Notwendigkeit einer Psychotherapie zu diagnostizieren, und nur wenige bemühen sich tatsächlich darum, den Kranken die Möglichkeiten einer psychotherapeutischen Behandlung aufzuzeigen. Aber auch die Patienten zeigen oft eine mangelnde Bereitschaft, sich ernsthaft mit diesen Möglichkeiten zu befassen. Allerdings – so die Experten vom Zentralinstitut für seelische Gesundheit – wäre etwa ein Viertel der psychisch gestörten Patienten schon mit wenig Aufwand für eine Psychotherapie zu gewinnen.

Es ist eine längst überfällige Aufgabe für Politiker, Krankenkassen und Ärzteverbände, in Zusammenarbeit mit den Berufsverbänden der Psychotherapeuten die psychotherapeutische Versorgung in Deutschland zu verbessern. Menschen mit Ängsten, Depressionen und anderen psychischen Erkrankungen dürfen nicht länger gegenüber körperlich Erkrankten benachteiligt oder gar falsch behandelt werden.

Stirnrunzeln und Naserümpfen

Wer sich in Deutschland auf den Weg macht, um sich psychotherapeutisch behandeln zu lassen, gerät in ein von ärztlichen Körpermedizinern dominiertes Gesundheitswesen, innerhalb dessen die Psychotherapie viel zu langsam die ihr gebührende Anerkennung erfährt. Selbst bei Psychiatern und Neurologen, die formal auch als Fachleute für seelische Störungen ausgewiesen werden, führt das Wort Psychotherapie oft nur zu Stirnrunzeln und Naserümpfen. Leider können die Funktionäre dieser Ärzteschaft bis heute in Deutschland einen bestimmenden Einfluss auf die psychotherapeutische Versorgung der Bevölkerung ausüben und Neuerungen der Psychotherapie meist mehr behindern als fördern.

Dementsprechend ist es dann auch um die Qualität psychotherapeutischer Versorgung in Deutschland bestellt. Was einem alles passieren kann, wenn man sich zu psychotherapeutischer Hilfe entschlossen hat, vermitteln die nachfolgenden Berichte von Klienten, die uns freundlicherweise ihre Erfahrungen mitteilten.

Petra D. kennen wir bereits aus den vorhergehenden Kapiteln:
Erst einmal sollte man vielleicht mit dem Hausarzt sprechen. Doch einen vernünftigen Hausarzt zu finden ist schon nicht einfach; meist haben die doch keine Zeit.

Doch mein Hausarzt war es dann nicht, der mir zur Psychotherapie geraten hat. Er führte kurze Gespräche mit mir, verschrieb mir Arzneimittel, das war's dann auch gewesen.

Die Überlegung, dass Psychotherapie für mich wirklich in Frage kommt, ist eigentlich durch meine Schwester entstanden. »Du solltest aus dem Sog mal raus«, sagte sie, worauf ich dann den Hausarzt aufgesucht habe, den meine Schwester mir empfohlen hatte.

Ich wollte zügig mit meiner Psychotherapie beginnen, doch dann war es nicht leicht, einen Psychotherapieplatz zu bekommen. Wartezeiten von einem halben Jahr oder einem Jahr waren die Regel. Doch das war für mich zu lange. Und wenn dann doch einmal ein Erstgespräch zustande kam, war das für mich sehr negativ gewesen. Einmal war es total frustrierend. Ich bin anschließend raus gegangen und hab' erst mal geheult. Die Gesprächsführung war kalt und zudringlich zugleich gewesen. Ich sollte immer nur erzählen; irgendwie kam ich mir recht unverstanden vor. Er bohrte immer nur an, was für Symptome ich denn hätte. Dann drängelte er, ich solle schon ein bisschen mehr erzählen, sonst könne man da überhaupt nicht weiterkommen. Doch das war mir alles schon zu nah. für mich war er ein Fremder. Vor Fremden zu reden fällt mir sowieso nicht leicht.

Ich habe alles meiner Schwester erzählt. Sie riet, dass ich mir den Mut nicht nehmen lassen solle. Ihr wäre es beim ersten Gespräch ähnlich ergangen. Sie hatte damals zwei Psychotherapeuten abgelehnt, doch beim dritten wusste sie, dass da die Wellenlänge stimmt. Das ist wichtig: Man muss den Therapeuten auch sympathisch finden, denn man sieht ihn oft und erzählt ihm Sachen, die man sonst niemandem erzählt.

Jürgen K. sagt:
Ich habe über Jahre gesucht, um den richtigen Therapeuten zu finden. Mein Hausarzt ist jemand, der auf die Probleme seiner Patienten eingeht, niemand, der rigoros Rezepte verschreibt, sondern erst einmal fragt, warum die Beschwerden da sind. Von meinem Hausarzt bekam ich dann die Adresse eines anderen Arztes. Dort war ich zweimal, dann wurde mir nahe gelegt, eine Therapie im Klinikum zu machen, die drei Monate dauern sollte. Ich ließ mich überzeugen und trat dann die Therapie im Krankenhaus an. Doch das Ganze wurde für mich irgendwie zu einem Horrortrip, dieses ganze Krankenhaus: die Ärzte, die Therapeuten, die Patienten ... Beispielsweise gab es dort eine »Gruppentherapie«, bei der alle Leute, die im Klinikum stationär behandelt wurden, in einem Raum saßen und über ein Problem sprachen. Nur schien ich dort der einzige zu sein, der Probleme hatte und immer geneigt war, darüber zu reden. Die anderen haben meist nur dagesessen und zugehört oder versucht, alles zum Teil recht feindselig zu hinterfragen.
Und dann die Einzelsitzungen. Das war ganz bitter für mich. Wir saßen in einem Zimmer, das voll gestopft war mit Büchern; dann war da noch ein Fenster. Der »Therapeut« stellte eine Frage. Ich versuchte, nach bestem Wissen die Frage zu beantworten, und dachte dann, dass er jetzt eine weitere Frage stellen würde. Aber diese Frage kam nicht. Er schaute sich die Bücher an oder schaute aus dem Fenster. Das ging manchmal die ganze Therapiestunde so, und die belief sich auf 45 Minuten. Bald kamen bei mir erste Zweifel auf. Ich habe versucht, alles hinzuschmeißen, denn ich war ziemlich enttäuscht. Doch dann hat man mich immer wieder überredet zu bleiben; ich dachte, ich muss das durchstehen, um meinen Zustand zu verbessern. Aber

wenn ich heute zurückblicke, dann kann ich mit Bestimmtheit sa-
gen, dass dieser Aufenthalt in der Klinik mit diesen Ärzten ein
Fehlschlag war.

Dass ich nicht aufgab, habe ich meinem Hausarzt zu verdan-
ken. Er erklärte mir, dass das Arzneimittel, das ich von ihm ver-
schrieben bekam, zwar ein besseres Hautbild bewirkt, nicht aber
meine sonstigen Störungen – Schweißausbrüche, Angstzustände
und Depressionen – behebt. Deswegen war ich weiter interes-
siert, einen guten Psychotherapeuten zu finden. Dass es aber so
schwer ist, jemanden zu finden, der sich nicht nur die Zeit nimmt
zuzuhören, sondern auch versucht, das Problem zu verstehen,
das hätte ich zuvor nie gedacht.

Ich war bei Neurologen, die meine Hirnströme gemessen ha-
ben; ich wurde rundum körpermedizinisch untersucht. Ich war
auch bei Psychotherapeuten, die offen sagten, dass sie nichts
entscheiden könnten. Dann war ich in einer Gemeinschaftspra-
xis. Die meinten zumindest, sie würden sich wieder bei mir mel-
den. Das haben sie bis heute nicht gemacht.

Vor sieben Jahren hatte ich mit meinem Hausarzt über eine
Psychotherapie gesprochen. Vor sechs Jahren war dann der drei-
monatige Aufenthalt im Krankenhaus. Es dauerte weitere drei
Jahre, bis ich eine für mich sinnvolle Psychotherapie fand: einen
Therapeuten, der sich wirklich Zeit nimmt, mir zuzuhören. Er hat
nicht wie die anderen den Rezeptblock genommen und Arznei-
mittel verschrieben. Wichtig war auch, dass meinerseits von An-
fang an eine Sympathie vorhanden war.

Zuletzt noch einmal Jana L.:

In meiner seelischen Not damals bin ich zu meinem Hausarzt
gegangen und habe ihm von meiner Idee erzählt, einen Psycho-
therapeuten aufzusuchen. Ich wollte wissen, was er dazu meint,
weil ich zu ihm großes Vertrauen hatte. Er kannte mich seit Jahr-
zehnten. Es sagte, dass er mir ja nun in dem Sinne immer schon
zu helfen versucht habe, aber jetzt sehe auch er, dass ich noch an-
derer Hilfe bedürfe. Na, ja, und dann ging die Odyssee los.

Diese Suche nach einem Psychotherapeuten hat mich beinahe
noch mehr runter gerissen. Da kommt man zu fremden Leuten,
die stellen alle möglichen Fragen. Man soll aus seinem eigenen

Leben erzählen, auch intime oder private Dinge, die man vor Leuten sonst nicht erzählt. Es ist nicht einfach, über sich selbst zu einem Fremden zu sprechen. Und dann war ich vielleicht drei Stunden zu jemandem hingegangen und musste feststellen, dass es das nicht sein kann. Auch war es mir passiert, dass ich zur zweiten Stunde hinkam, von der ersten Stunde bei der ärztlichen Therapeutin aber gar nichts hängen geblieben war. Da war überhaupt kein Verständnis dafür vorhanden, was in der letzten Sitzung schon gesagt worden war.

Dann suchte ich mir einen neuen Psychotherapeuten. Ich hatte ja von der Krankenkasse die Liste. Ich habe da überall angerufen und kriegte aber andauernd zu hören: »Ja, nach einem halben Jahr, in einem Dreivierteljahr dürfen sie sich wieder melden.« Und wenn ich sagte, dass ich jetzt Hilfe brauchte und nicht in einem Dreivierteljahr, hieß es: »Tut mir leid, dann müssen Sie es woanders probieren.« Alles negative Erlebnisse, die einen in dieser Zeit seelischer Not noch mehr runterziehen.

Öfters habe ich in den Gesprächen ein Gefühl meiner Ansprechpartner dafür vermisst, dass ich wirklich in Not war. Da wurde dann nur so allgemein gefragt im Sinne von: »Wir können es ja mal probieren.« Und wenn ich danach fragte, wie und nach welcher Methode die Psychotherapie vonstatten gehen soll und so weiter, dann habe ich oft keine konkreten Antworten bekommen, was mich sehr verunsichert, ich weiß dann nicht, wohin die mich führen wollen. Ich erwarte, dass gleich in den ersten zwei, drei Gesprächen eine Linie klar wird, die deutlich macht, was der Therapeut will und was ich möchte.

Diese Beispiele von Klienten, die es letztlich geschafft haben, sich ihre Psychotherapie bei einem für sie hilfreichen Psychotherapeuten zu organisieren, verdeutlichen aber auch, welche Hürden mitunter zu nehmen sind.

Es ist kein Geheimnis, dass wir es in Deutschland über weite Strecken mit einer von den Funktionären der Kassenärztlichen Vereinigung gemaßregelten Form von Psychotherapie zu tun haben. Wir sprechen von der Medizinalisierung der Psychotherapie, weil Psychotherapie auf eine bloße Methode im Arsenal der Behandlungsmethoden der Ärzte zurückgestutzt wird.

Das 1999 in Kraft getretene Gesetz über den Beruf des Psychologischen Psychotherapeuten brachte eine neue Wendung. Neben der Ärzteschaft gibt es jetzt den eigenständigen Heilberuf des Psychotherapeuten. Vielleicht ist das der Beginn einer wirklichen Verbesserung der psychotherapeutischen Versorgung der deutschen Bevölkerung. Allerdings hat dieses Gesetz zugleich auch zur Folge, dass eine Vielzahl neuerer psychotherapeutischer Entwicklungen ausgegrenzt und die Vormachtstellung der beiden Richtlinienverfahren Psychoanalyse und Verhaltenstherapie weiter ausgebaut wird.

Die Missstände, die den Klienten während ihrer Suche nach einer Psychotherapie begegnen, haben viel mit der Medizinalisierung der Psychotherapie zu tun. Letztendlich herrscht in Deutschland nämlich ein autoritäres System ärztlicher Psychoanalyse, das sich inzwischen als gravierender Hemmfaktor bei der Ausgestaltung einer soliden psychotherapeutischen Versorgung in Deutschland erweist.

Autoritarismus ist erwiesenermaßen ein häufig anzutreffender Faktor seelischer Störungen. Es ist jedem Klienten zu empfehlen, sich genauestens zu informieren, ob er es bei seinem Psychotherapeuten mit einem Vertreter dieser autoritären Spielart der Psychotherapie zu tun hat oder ob es sich um einen humanistischen Psychotherapeuten handelt, der zu einem gleichberechtigten Dialog mit seinen Klienten und seinen anders denkenden Kolleginnen und Kollegen in der Lage ist.

Lassen Sie sich nicht einschüchtern, wenn Ihnen – von wem auch immer – dieses kritische Hinterfragen der jeweiligen psychotherapeutischen Situation verboten werden sollte. Es ist auch in allen anderen Dienstleistungsbereichen unserer Gesellschaft immer üblicher, dass alles offen benannt und kritisiert wird.

Test: Ist mein Gesundheitsexperte geeignet für die Psychotherapie?

Bitte beantworten Sie die folgenden Fragen wahrheitsgemäß nach Ihren Eindrücken und Ihrem Gefühl

Ich habe den Eindruck, mein behandelnder Arzt will mich aus Eigennutz nicht an jemand anderen überweisen.
☐ ja ☐ nein ☒ ich weiß nicht

Ich soll hauptsächlich mit Psychopharmaka behandelt werden.
☐ ja ☐ nein ☒ ich weiß nicht

Mein behandelnder Arzt ist der Ansicht, dass Psychotherapie sowieso nicht viel taugt. ☐ ja ☐ nein ☒ ich weiß nicht

Mein Therapeut ist Neurologe ohne psychotherapeutische Zusatzausbildung. ☐ ja ☒ nein ☐ ich weiß nicht

Mein Therapeut ist Psychiater ohne psychotherapeutische Zusatzausbildung. ☐ ja ☒ nein ☐ ich weiß nicht

Mein Therapeut ist Psychologe ohne psychotherapeutische Zusatzausbildung. ☐ ja ☒ nein ☐ ich weiß nicht

Die Behandlungssituation flößt mir Angst ein, und ich fühle mich nicht geborgen und verstanden.
☒ ja ☐ nein ☐ ich weiß nicht

Ich habe nicht den Eindruck, dass meine Fragen nach einer Psychotherapie ernst und sachkundig beantwortet werden.
☐ ja ☐ nein ☒ ich weiß nicht

Es ist schwer, zu meinem Gesundheitsexperten eine Vertrauensbeziehung aufzubauen.
☒ ja ☐ nein ☐ ich weiß nicht

Ich fühle mich persönlich nicht wahrgenommen, angesprochen und verstanden. ☒ ja ☐ nein ☐ ich weiß nicht

Mein Gesundheitsexperte ist verschlossen, herrisch und gefühlskalt. ☐ ja ☒ nein ☐ ich weiß nicht

Ich habe das Gefühl, dass man mich bereits aufgegeben hat.

☐ ja ☒ nein ☐ ich weiß nicht

Rede nur ich und der Gesundheitsexperte hört nur zu?

☒ ja ☐ nein ☐ ich weiß nicht

Ich habe den Eindruck, dass mich die Stimmung in der Praxis eher bedrückt. ☒ ja ☐ nein ☐ ich weiß nicht

Ich will eigentlich lieber mit einer anderen Person über meine innersten Nöte und Sorgen sprechen.

☐ ja ☐ nein ☒ ich weiß nicht

Ich kann mir nicht vorstellen, dass mein Gegenüber auch humorig ist und einmal herzlich lachen könnte.

☐ ja ☐ nein ☒ ich weiß nicht

Nach der Besprechung stehe ich ohne konkret ermutigende, irgendwie hilfreiche Antwort da.

☒ ja ☐ nein ☐ ich weiß nicht

Der Gesundheitsexperte reagiert auf meine Fragen eher ungeduldig und unfreundlich.

☐ ja ☒ nein ☐ ich weiß nicht

Ich habe nicht das Gefühl, dass ich meinen Gesundheitsexperten wirklich alles fragen könnte.

☐ ja ☐ nein ☒ ich weiß nicht

Summe: ☐ ja ☐ nein ☐ ich weiß nicht

Auswertung:

– Wenn Sie 5 *oder mehr Fragen mit Ja* beantwortet haben, sollten Sie sich besser schnell nach einem anderen Experten umsehen, um psychotherapeutische Hilfe zu finden. Verwenden Sie den Fragebogen öfters (auch bei denselben Gesundheitsexperten), denn der erste Eindruck kann auch täuschen.

Die Fülle der Angebote

Der Blick in die Bücherregale kann verwirren. Je nach Sicht der Dinge lassen sich zwischen 100 und 600 Verfahren unterscheiden, die von sich behaupten, Psychotherapie zu sein. Sie reichen von der psychoanalytischen Methode und der Verhaltenstherapie über die Humanistischen Psychotherapien und den kreativen Kunsttherapien bis hin zu den Körpertherapien und den transpersonal-esoterisch-spirituellen Verfahren.

Es gibt Klienten, die gezielt Vertreter eines bestimmten Verfahrens aufsuchen. Doch der weitaus größere Teil der Hilfesuchenden ist in dieser Hinsicht orientierungslos.

Es besteht also eine doppelte Orientierungslosigkeit – zum einen hinsichtlich der eigenen Lebensgestaltung, zum anderen hinsichtlich der therapeutischen Angebote, mit deren Hilfe diese fehlende Lebensorientierung erarbeitet werden soll.

In dieser Situation besteht die Gefahr, sich entweder mit dem nächst besten (oder nächst schlechtesten) Angebot zufrieden zu geben oder die Suche zu früh aufzugeben.

Wer dazu willens ist und es sich leisten kann, seine Psychotherapie selbst zu finanzieren, kann sich aus der Fülle der Angebote die Psychotherapeuten aussuchen, die ihm wirklich hilfreich erscheinen. Wer aber auf die Finanzierung seitens seiner Kranken- oder Gesundheitskasse angewiesen ist, wird von Anfang an auf drei psychotherapeutische Verfahren beschränkt: Psychoanalyse, tiefenpsychologisch fundierte Psychotherapie und Verhaltenstherapie. Das bedeutet aber, dass in Deutschland eigentlich ein Zweiklassensystem der psychotherapeutischen Versorgung besteht.

Nur drei Richtlinienverfahren

Wenn wir genauer hinsehen, ist nicht die Fülle der tatsächlich möglichen – weil finanzierbaren – Verfahren verwirrend, sondern die Beschränkung auf lediglich drei so genannte Richtlinienverfahren.

Diese veralteten Richtlinien entsprechen nicht den wissenschaftlichen und fachlichen Gegebenheiten im Bereich der Psychotherapie. Sie sind vielmehr der Ausdruck bestimmter Machtverhältnisse im Gesundheitswesen. Die Funktionäre der etablierten Richtlinienverfahren bestimmen in »Bundesausschüssen« und »Wissenschaftlichen Beiräten« die Anerkennung und Finanzierung psychotherapeutischer Methoden. Wie in so vielen Bereichen der Gesellschaft dominieren auch in der medizinischen Psychotherapie konservative und innovationshemmende Kräfte die Situation. Bleibt zu hoffen, dass im Zusammenhang der europäischen Entwicklungen mehr Bewegung in die psychotherapeutische Heilkunde Deutschlands kommt.

In der Praxis bedeutet dies, dass die Krankenkassen in aller Regel Psychotherapien finanzieren, die im freien Wettbewerb der psychotherapeutischen Angebote wahrscheinlich nur noch eine Nebenrolle spielen würden. Es existieren inzwischen eine Reihe weiterer wissenschaftlich fundierter Verfahren, die erfolgreich und anspruchsvoll arbeiten, den Klienten der Krankenkassen aber in aller Regel vorenthalten werden.

Humanistische Psychotherapie

Die Humanistischen Psychotherapien sind nach dem Zweiten Weltkrieg als Alternative zur naturwissenschaftlichen Psychoanalyse und Verhaltenstherapie geschaffen worden. Gemeinsam ist den Humanistischen Psychotherapien die Überwindung des körpermedizinisch-naturwissenschaftlichen Wissenschaftskonzepts. Die Humanistischen Psychotherapien orientieren sich an der Philosophie. Sehr wichtig sind die Traditionen des Humanismus und des Existentialismus. Ihr Wissenschaftskonzept ist ein psychologisch-humanwissenschaftliches.

Zu den Fundamenten der Humanistischen Psychotherapien zählen die Klassiker der Tiefenpsychologie (u. a. Sigmund Freud, Alfred Adler und Carl Gustav Jung). Die Humanistischen Psychotherapien wurden maßgeblich von Psychotherapeuten beeinflusst, die in den 30er Jahren Europa wegen der Nationalsozialisten verlassen hatten. Herausragende Persönlichkeiten unter ihnen waren der Begründer des Psychodramas Jacob Levy Moreno (1889–1974), die Mitbegründerin der Spieltherapie – Charlotte Bühler (1893–1974), die Repräsentantin der Kulturellen Schule der Psychotherapie – Karen Horney (1885–1952), die Begründerin der Themenzentrierten Interaktion – Ruth Cohn (geboren 1912), die Begründer der Gestalttherapie – Fritz (1893–1970) und Lore Perls (1906–1990), der Pionier der Körperpsychotherapien, Wilhelm Reich (1897–1957), und viele andere mehr. Wichtige Humanistische Psychotherapien sind heutzutage auch die von Carl Ransom Rogers (1902–1987) begründete Gesprächspsychotherapie, die von Hilarion Petzold (geboren 1942) konzipierte Integrative Therapie, die auf Josef Rattner (geboren 1928) zurückgehende Verstehende Tiefenpsychologie, die von Gregor Bateson (1904–1980), Virginia Satir (1916–1988), Horst-Eberhard Richter und anderen ausgestaltete Familientherapie, die von Nossrat Peseschkian begründete Positive Psychotherapie und andere Verfahren mehr.

Gemeinsames Ziel der Humanistischen Psychotherapien ist es, den Individuen zu innerem Wachstum und zur Persönlichkeitsbildung zu verhelfen. Sie sind humanistischen Lebensidealen verpflichtet und treten bewusst für die Gestaltung menschenwürdiger und menschengerechter Lebensverhältnisse ein. Selbsterkenntnis, Selbstkritik und Selbstgestaltung bilden die eine Seite des Lebens; Menschenkenntnis, Gesellschaftskritik und aktiver Einsatz für gesellschaftlichen Wandel die andere. Humanistische Psychotherapien wenden sich gegen jegliche Form von Herrschaftsverhältnissen zwischen Menschen, Gruppen, Schichten, Gesellschaften und Völkern.

Wahl des Therapeuten: emotional oder rational?

Die Wahl eines Psychotherapeuten und des damit verbundenen psychotherapeutischen Verfahrens geschieht emotional – mehr oder weniger bewusst oder unbewusst. Als Klient suche ich mir einen Vertreter derjenigen psychotherapeutischen Schule aus, die mir persönlich nahe liegt. So entscheide ich mich – je nachdem, was meiner Persönlichkeit gemäß ist – entweder für eine

Einzel- oder Gruppentherapie, entweder für eine gesprächs- oder eine handlungsorientierte Therapie, entweder für esoterisch-spirituelle Sitzungen oder für eine Körperpsychotherapie.

Bei der Suche nach einer Psychotherapie üben von Anfang an der Charakter und der lebensgeschichtliche Erfahrungshintergrund der Klienten einen bestimmenden Einfluss auf die Wahl der Therapeuten und der Therapieverfahren aus.

Es gibt Therapierichtungen, in denen bestimmte Erlebnisse eher möglich sind als in anderen. Körperbezogene Erfahrungen spielen in den Körperpsychotherapien eine größere Rolle als in gesprächsorientierten Verfahren. Das kann für den einen Klienten von Interesse sein, den nächsten mag es eher abschrecken.

Damit stellt sich zugleich ein Problem. Ich suche mir eine Therapie aus, die mir gemäß ist. Aber genau dieses »gemäß« kann meine Entwicklung behindern. Da geht beispielsweise ein Raucher zu einem rauchenden Psychotherapeuten. Ist das gut so? Wäre es nicht vielleicht besser, wenn er einen nicht rauchenden Therapeuten aufsuchen würde, der ihn anhaltend damit konfrontiert, dass es gesünder wäre, nicht zu rauchen?

Man kann sich Therapeuten suchen, die von ihrer Art her signalisieren: »So bin ich – rühr mich nicht an, dann rühr ich dich auch nicht an.« Und dann wird viele Jahre »Psychotherapie« gespielt, aber eine tatsächlich lebensverbessernde Veränderung finden auf beiden Seiten nicht statt.

Nicht nur die Klienten, auch die Psychotherapeuten finden bewusst oder unbewusst zu jenen psychotherapeutischen Verfahren, die ihnen persönlich gemäß sind. Allerdings beeinflussen auch eine Vielzahl objektiv-gesellschaftlicher Faktoren den Ausbildungsgang von Psychotherapeuten, etwa der Umstand, welche Verfahren von den Krankenkassen finanziert werden und welche nicht. Auch zufällige Einflüsse während des Studiums wirken zuweilen lange nach – und anderes mehr.

Entscheidend: Persönlichkeit, nicht die Methode

Letztlich ist es eine Frage der persönlichen Entwicklung der jeweiligen Psychotherapeuten, ob sie zu einer selbständigen Hal-

tung heranreifen, so dass dann die jeweils gelernte psychotherapeutische Methode nicht mehr der alles entscheidende Gesichts-
punkt ist.

Auch die Geschichte der Psychotherapie vermittelt uns eine
Vielzahl von Beispielen, dass der Beginn der Studien auf diesem
Gebiet noch lange nichts über das Ende voraussagen lässt. So
orientierten sich viele Psychotherapeuten zunächst an Sigmund
Freud und der Psychoanalyse. Als sie dann aber feststellten, dass
dies doch nicht die ihnen gemäße Weltanschauung und Behandlungsmethode sein könne, entwickelten manche von ihnen neue
psychotherapeutische Verfahren und Theorien. So kam es zu den
verschiedenen Schulen der Psychotherapie.

Nun können aber die Klienten vor Beginn ihrer Psychotherapie nicht die Vielzahl an unterschiedlichen Methoden und Schulen studieren. Klienten suchen möglichst schnell eine Hilfe, um
sich in Notlagen neu zu orientieren. Mit einer Psychotherapie
verbindet sich der Anspruch, seelische Störungen heilen zu wollen und die Lebenspraxis zu verändern. Vorsicht ist bei Äußerun-
gen zur Effektivität von Psychotherapien geboten. Studien, die
über die Effektivität psychotherapeutischer Methoden urteilen,
sind ihrerseits oft von der methodischen Ausrichtung der Gutachter dieser Studien abhängig.

Es ist inzwischen erkannt worden, dass für den Erfolg einer
Psychotherapie weniger die methodische Ausrichtung der Psychotherapeuten als vielmehr die Qualität der therapeutischen
Beziehung ausschlaggebend ist. Diese Qualität steht und fällt
mit der persönlichen Qualität der Psychotherapeuten. Dementsprechend bedeutsam ist es, mit wem ich es bei meinem Psychotherapeuten als Person zu tun habe.

Für Psychotherapien gilt: Ich muss nicht Gläubiger einer
Schule werden, sondern nehme die vorhandenen Angebote meinen Möglichkeiten entsprechend zur Kenntnis. Doch den Psychotherapeuten, von dem ich mir umgehend Hilfe verspreche,
suche ich mir nach meinem persönlichen Eindruck aus, den er
auf mich macht. Wichtig für die Entscheidung ist, ob ich ein Vertrauensverhältnis aufbauen kann. Auch lasse ich mir von ihm erklären, was es aus seiner Sicht mit den unterschiedlichen psychotherapeutischen Schulen auf sich hat.

Richtlinienverfahren: bekannt, aber auch gut?

Ich hatte bereits darauf hingewiesen, dass es etablierte Richtlinienverfahren gibt (Psychoanalyse, tiefenpsychologisch fundierte Psychotherapie und Verhaltenstherapie), die sich wegen ihrer naturwissenschaftlichen Wissenschaftskonzepte im Zusammenhang der naturwissenschaftlich orientierten Körpermedizin immer mächtiger hatten einrichten können. Das ist aber kein Beweis für die Güte dieser Methoden. Was mächtig und allgemein verbreitet ist, muss nicht immer gut sein. Über die tatsächliche Güte wissenschaftlicher und sozialer Institutionen wird oft über lange Zeiträume hinweg entschieden.

Neben den Richtlinienverfahren in der Psychotherapie existieren eine Vielzahl humanwissenschaftlich fundierter Psychotherapien, die in Deutschland bis heute weitgehend aus dem kassenfinanzierten Gesundheitssystem ausgegrenzt werden. Wenn wir die bestehenden psychotherapeutischen Verhältnisse kritisch hinterfragen, tun wir dies im Geiste Sigmund Freuds, der ein Skeptiker war. Wir wenden diese kritische Haltung auf die herrschende Psychoanalyse selbst an. Der methodische Zweifel als wesentlicher Bestandteil der modernen Wissenschaften ist auch bei der Untersuchung von Psychotherapien anzuwenden. Alle Fragen sind erlaubt, nichts muss geglaubt werden. Nicht selten wiegen sich Vertreter von psychotherapeutischen Schulen in der Gewissheit, den Weg und die Wahrheit zur seelischen Gesundheit gefunden zu haben. Heilkunde wird zur Heilsverkündung. Manche Klienten tauschen ihre individuelle Störung gegen die kollektive Störung der von ihnen gewählten psychotherapeutischen Schule aus. Die jeweils heilsverkündende Psychotherapie ist dann selbst die Krankheit, die sie zu heilen vorgibt.

Wie kann man diesem Problem entgehen? Man kann über seine Erfahrungen in der Therapie sprechen, im Freundeskreis oder mit anderen, die auch in eine Therapie gehen oder gegangen sind. Dabei wäre darauf zu achten, ob die Person, mit der ich spreche, vielleicht sehr ängstlich ist oder ihrerseits einen heilsverkündenden Anspruch einer konkurrierenden Richtung vertritt, oder ob sie wirklich aus eigener persönlicher Erfahrung und Stärke spricht.

Wie gut ist mein Psychotherapeut?

Der Erstkontakt zu Psychotherapeuten sagt oft schon sehr viel über die Qualität einer späteren Zusammenarbeit aus. Persönliche Empfehlungen von Freunden und Bekannten haben ihren Wert, sollten aber nicht überschätzt werden. Sie sind ähnlich viel wert wie gut gemeinte Hinweise auf persönlich bekannte Zahnärzte, Rechtsanwälte und so weiter. Zwar ist eine persönliche Empfehlung in aller Regel besser als die anonyme Suche nach Psychotherapeuten in Telefonbüchern und in Listen der Krankenkassen und psychotherapeutischen Informationsdienste. Aber Psychotherapeuten, die für den einen gut und richtig sein mögen, müssen dies nicht für den anderen sein.

Wenn Sie einen Psychotherapeuten suchen, ist es gut, sich vielseitig zu informieren. Oft gibt es Vorträge von Psychotherapeuten. Das ist eine gute Gelegenheit, bei der Sie sich in Ruhe ein Bild von der Person machen können. Auch sonst nehmen Psychotherapeuten in der Öffentlichkeit Stellung, in Fernseh- und Hörfunksendungen, in Zeitungen, Zeitschriften und Büchern usw. Wenn Ihnen die in diesen Zusammenhängen formulierten Aussagen zusagen, steht es Ihnen frei, Kontakt zu den jeweiligen Psychotherapeuten aufzunehmen.

Erstkontakt per Telefon

Ein erster persönlicher Kontakt entsteht zumeist telefonisch. Oft kann es Ihnen passieren, dass ein Anrufbeantworter angeschaltet ist, weil die Psychotherapeuten in einer Sitzung sind. Scheuen Sie sich nicht, um einen Rückruf zu bitten, und sagen Sie deutlich Ihre Telefonnummer an, damit Sie auch wirklich erreichbar sind. Manche Psychotherapeuten rufen nicht zurück, weil sie keine Behandlungsplätze frei haben oder davon ausgehen, dass ein Patient sich öfters bemühen soll, die Verbindung herzustellen. Ruft der Therapeut oder die Therapeutin nach zwei Versuchen Ihrerseits nicht zurück, können Sie diesen Kontakt ruhig vergessen. Offenbar haben sie es nicht nötig, sich um Patienten zu bemühen.

Psychotherapeuten sind am Telefon oft kurz angebunden, weil sie in der Praxis zu tun haben. Trotzdem zählt auch dieser erste Eindruck. Sagt Ihnen Ihr Gefühl, dass diese Person nicht der geeignete Gesprächspartner sein kann, nehmen Sie besser Kontakt zu anderen Psychotherapeuten auf. Wenn Ihnen aber auf Dauer niemand zu gefallen droht, sollten Sie auch Ihre eigenen Einschätzungen in Frage stellen.

Das Setting

Ein Erstgespräch in einer psychotherapeutischen Praxis ist in aller Regel ziemlich aufregend und aufschlussreich. Wie sich Klienten und Psychotherapeuten begegnen, wird zum Teil vom »Setting« der Psychotherapie bestimmt, was man in etwa mit »Sitzordnung« übersetzen könnte.

Die Art und Weise, wie sich Therapeuten ihren Klienten gegenüber einrichten, welche Haltung sie einnehmen, ihre Körperhaltung und ihre seelisch-geistige Einstellung ist bedeutsam für die Psychoanalyse. Es ist ein Unterschied, ob ein Therapeut im Behandlungszimmer Kaugummi kaut und raucht – oder nicht.

Von großer Bedeutung ist, ob das Setting der jeweiligen Psychotherapie eine Arbeit im Sinne einer dialogischen Begegnung erlaubt – oder ob ein unsachliches Autoritätsgefälle vermittelt wird.

Ein Klient kommt in ein Behandlungszimmer, der Therapeut sitzt hinter einem großen Schreibtisch auf einem dicken Sessel und der Klient soll sich auf einen schmalen Bürostuhl setzen. Das wäre ein fragwürdiges Setting.

Wie der folgende persönliche Erfahrungsbericht eines Arztes im Praktikum zeigt, ist diese Vorstellung durchaus in der Realität des Gesundheitswesens wiederzufinden.

Mein Chef saß im Hauptbehandlungszimmer im großen Sessel und die Patienten auf einem kleinen Stuhl. Ich habe immer in Nebenräumen gearbeitet. Doch wenn der Chef weg war, konnte ich das Behandlungszimmer haben. *Dann saß ich in diesem Riesen-sessel, in dem ich fast versunken wäre, und die Patienten waren völlig unterwürfig. Das Setting hat also schon etwas ausgesagt. Mein Chefarzt hatte nicht nur den großen Sessel für sich, son-dern auch vom Sprechzimmer den größten Anteil. Seine Patien-ten waren an die Wand gedrängt, die konnten sich nicht einmal richtig bewegen.*

Sitzen, Stehen, Liegen

Während und nach dem Erstgespräch sollen Sie sich fragen, ob Sie in eine für Sie wirklich hilfreiche und ermutigende Situation gelangt sind. Auch können Sie die Psychotherapeuten danach fragen, welches Setting sie langfristig bevorzugen.

Das klassische Setting der Psychotherapie ist von Freud einge-führt worden. Der Klient kommt, wird begrüßt und in den Be-handlungsraum geführt, wo er sich auf die Couch legt. Der Psy-choanalytiker sitzt am Kopfende der Couch.

Ein anderes weit verbreitetes Setting sieht alltäglichen Ge-sprächssituationen sehr ähnlich: Der Klient sitzt dem Psychothe-rapeuten gegenüber. Dieses Setting geht auf Alfred Adler zu-rück. Er arbeitete mit seinen Klienten im Dialog, wobei sich Therapeut und Klient gegenübersaßen.

Auch gibt es Settings, in denen Therapeuten und Klienten ste-hen, auf dem Boden liegen oder sitzen, sich im Rollenspiel er-proben oder tanzend bewegen. Im körperpsychotherapeutischen Bereich wird auch viel auf dem Boden gearbeitet.

Der erste Eindruck ist entscheidend

Viel entscheidet der persönliche Ersteindruck. Das fängt schon bei der Begrüßung an. Werde ich freundlich gegrüßt? Wie gibt mir der Therapeut die Hand? Hat sein Händedruck einen ver-bindlichen Charakter, ist er gefühlvoll oder eher steif und distan-ziert? Sie sollten aber nicht allzu vorschnell urteilen. Was der eine als entspannt und locker empfindet, empfindet der andere als zu kraftlos und nachlässig; was der eine als mutig und kräftig erlebt, erlebt der andere als zu steif und autoritär.

Mit entscheidend für Ihren späteren therapeutischen Erfolg ist die Gestimmtheit des Psychotherapeuten. Ist er überwiegend freundlich oder eher griesgrämig? Ist eine gefühlsgetragene Beziehung möglich? Spüren Sie Vertrautheit, und halten Sie eine andauernde Vertrauensbeziehung für möglich? Von Bedeutung ist auch, ob Sie mit Ihrer Therapeutin umstandslos reden können, ob ein hilfreicher Dialog zustande kommt. Eine Klientin unserer Praxis erinnert sich an gegenteilige Erfahrungen:

Mit 16 Jahren bin ich zu drei verschiedenen Kinder- und Jugend-psychotherapeuten gegangen. Jedes Mal sind mir sofort Testunterlagen in die Hand gedrückt worden. Ich wusste nicht so genau, was das jetzt sein soll. Das war ein Grund, weshalb ich nicht mehr hingegangen bin. Es gab kein Gespräch, sondern eine Test-Routine. »*Mach mal*«*, hieß es. Das hat mich gestört. Nicht der Test war das Problem, sondern das Fehlen eines Gesprächs.*

Wie feinsinnig die Empfindungen der Patienten mitunter sind, verdeutlicht das folgende Beispiel:

Das erste psychotherapeutische Setting, das ich mitgemacht habe, war eine Begegnung von Angesicht zu Angesicht. Wir saßen uns genau gegenüber und sahen uns während des Gesprächs an. Das fand ich sehr unangenehm. In dieser Gesprächssituation kann ich weniger ausweichen. Ich erlebe mich gehemmt. Besser ist für mich, wenn wir uns in der Therapie nicht genau gegenübersitzen, denn für mich macht es einen Unterschied, ob man sich genau oder schräg gegenübersitzt.

Der Blickkontakt

Für manche Klienten ist das »Von-Angesicht-zu-Angesicht-Setting« zu direkt. Tatsächlich besteht hierbei die Gefahr, dass man sich gegenseitig fixiert. Wenn man sich etwas schräg gegenübersitzt, kann man während der Einzelsitzung eher auch mal woanders hinschauen. Für manche Klienten und Psychotherapeuten ist diese Situation entspannter.

Der Blickkontakt in der Psychotherapie wird recht unterschiedlich erlebt. Für den einen ist es vielleicht eine Zumutung, eine Stunde lang angesehen zu werden – da kann ein Therapeut noch so wohlwollend gestimmt sein. Andere Klienten erleben unbewusst einen Zwang, in den Sitzungen immer lieb zu sein, um den wohlwollenden Blick der Therapeuten nicht zu verlieren. Wieder andere genießen es, endlich ein Gegenüber zu haben, das sich ihnen konstant zuwendet. Manche Klienten legen deswegen viel Wert auf die »Von-Angesicht-zu-Angesicht-Situation«, in der sie sich besonders ernst genommen fühlen.

In einer gelingenden, unverkrampften, humorvollen Psychotherapie können diese Empfindungen und Hemmungen angesprochen und aufgelöst werden. Letztendlich zählt für den therapeutischen Erfolg immer die wirkliche Gefühlslage der Beteiligten. Anzustreben ist eine kooperative Haltung kritischer Sympathie. Aber auch mangelnder Blickkontakt zu Therapeuten wird von Klienten als Problem erlebt. Wenn Psychotherapeuten während der Sitzungen andauernd Notizen anfertigen, wirkt das mitunter schwer verunsichernd. Das Schreiben erzeugt Distanz. Die schriftliche Mitteilung ist eigentlich die Rede des Abwesenden. Ein Brief etwa hat diese Funktion. Während der Sitzungen schreibende Therapeuten werden von Klienten also nicht ohne Grund als distanziert erlebt.

Nähe und Distanz

Auch Psychotherapeuten haben unterschiedliche Wünsche und Bedürfnisse, was Nähe und Distanz in den Sitzungen anbetrifft. Es ist eine Frage der Flexibilität, inwieweit Psychotherapeuten ihre Klienten das Setting mitbestimmen lassen. Wenn zwei Stühle unverrückbar im Raum stehen, dann gibt der Therapeut einseitig vor, wie man zu sitzen hat. Das kann aber auch anders gehandhabt werden. Als Klient können Sie Ihre Bedürfnisse ansprechen. Sie werden dann sehen, wie Ihr Therapeut reagiert.

Wichtig: das Ambiente

Nicht nur der unmittelbare Kontakt zum Psychotherapeuten ist aufschlussreich. Auch die Praxis, in der er arbeitet, sagt etwas über ihn aus. Es ist wichtig, ob Sie sich auf Dauer in den Räumen, in denen Sie mit Ihrem Psychotherapeuten arbeiten, wohl fühlen können.

Nun sind die Geschmäcker der Klienten sehr verschieden. Man wird es nicht jedem recht machen können. Wenn die eine Person eine bestimmte Wandfarbe angenehm empfindet, kann die nächste schon wieder ganz anders reagieren. Sie können also an den Praxisraum nicht dieselben Ansprüche stellen wie an Ihr Wohn- oder Schlafzimmer. Schließlich ist Psychotherapie Arbeit. Erwartet werden kann demnach ein zweckdienlicher Arbeitsraum. Psychotherapie gelingt aber auch nur, wenn sich die Gefühle der Klienten frei äußern können. Damit ist eine gelingende Psychotherapie auch auf eine bestimmte Form gefühlsintimer Gespräche angewiesen. Ein Praxisraum soll entsprechend gefühlvoll gestaltet sein.

Wichtiger als alles Ambiente ist letztlich aber die Beziehung zu Ihrem Psychotherapeuten. Das ist wie mit den Schulen. Die schönsten und aufwendigst durchgestalteten Schulräume taugen so lange nicht viel, wie es den Lehrern misslingt, eine freudige Lernatmosphäre herzustellen. Umgekehrt kann ein Lehrer, der für das Lernen zu begeistern weiß, auch in einer nüchternen Schulstube die Schüler für ein Mittun gewinnen. Und eben darauf kommt es an: dass Patienten und Psychotherapeuten gemeinsam die Zusammenhänge seelischer Störungen erkennen und verändern wollen.

Test zur Beurteilung des psychotherapeutischen Erstgesprächs

Bitte beantworten Sie die folgenden Fragen wahrheitsgemäß, wenn Sie wirklich etwas Neues über sich erfahren wollen.

Der Therapeut macht beim Erstkontakt einen sympathischen Eindruck auf mich. ☐ ja ☐ nein ☐ ich weiß nicht

Ich hatte das Gefühl, einem freundlichen, taktvollen Menschen zu begegnen. ☐ ja ☐ nein ☐ ich weiß nicht

Ich hatte das Gefühl, in dieser Praxis am richtigen Ort zu sein. ☐ ja ☐ nein ☐ ich weiß nicht

Das Gespräch begann pünktlich (plus/minus ein paar Minuten) zur verabredeten Zeit. ☐ ja ☐ nein ☐ ich weiß nicht

Der Therapeut hatte wirklich Zeit für mich und war auf mich konzentriert. ☐ ja ☐ nein ☐ ich weiß nicht

Das Sprechzimmer sagte mir zu, und die Atmosphäre stimmte. ☐ ja ☐ nein ☐ ich weiß nicht

Ich hatte das Gefühl, von gleich zu gleich und partnerschaftlich behandelt zu werden. ☐ ja ☐ nein ☐ ich weiß nicht

Der Therapeut ließ sich Zeit und hörte mir gut zu. ☐ ja ☐ nein ☐ ich weiß nicht

Der Therapeut stellte gute Fragen, die es mir erleichterten, von meinen Problemen zu sprechen. ☐ ja ☐ nein ☐ ich weiß nicht

Ich hatte den Mut, den Therapeuten nach seiner Arbeitsweise und Qualifikation zu fragen. ☐ ja ☐ nein ☐ ich weiß nicht

Auf Zweifel und Kritik meinerseits ist der Therapeut sachlich eingegangen. ☐ ja ☐ nein ☐ ich weiß nicht

Die Antworten, die mir gegeben wurden, waren klar und verständlich. ☐ ja ☐ nein ☐ ich weiß nicht

Ich hatte den Eindruck, einer Person zu begegnen, die etwas von
ihrem Fach versteht. ☐ ja ☐ nein ☐ ich weiß nicht

Ich wurde zu nichts gedrängt.

☐ ja ☐ nein ☐ ich weiß nicht

Der Therapeut wollte mir nichts beweisen oder sich
rechtfertigen. ☐ ja ☐ nein ☐ ich weiß nicht

Ich konnte in der Sitzung offen über die mich bedrängenden
Fragen und Probleme sprechen.

☐ ja ☐ nein ☐ ich weiß nicht

Ich fühlte mich verstanden.

☐ ja ☐ nein ☐ ich weiß nicht

Ich bekam alle Informationen, die ich haben wollte.

☐ ja ☐ nein ☐ ich weiß nicht

Meine Stimmung während des Gesprächs wurde sogar ein
bisschen besser. ☐ ja ☐ nein ☐ ich weiß nicht

Nach dem Gespräch habe ich den Mut und die Zuversicht,
dass sich in meinem Leben etwas ändern wird.

☐ ja ☐ nein ☐ ich weiß nicht

Summe: ☐ ja ☐ nein ☐ ich weiß nicht

Auswertung:

– Wenn Sie *10 oder mehr Fragen mit Ja* beantwortet haben, können Sie davon ausgehen, dass Sie einen für Sie wahrscheinlich
hilfreichen Psychotherapeuten gefunden haben.
– Wenn Sie *weniger als 10 Fragen mit Ja* beantwortet haben,
sollten Sie sich noch bei anderen Psychotherapeuten umsehen,
um vergleichen zu können. Gehen Sie am Ende zu demjenigen
Psychotherapeuten, bei dem Sie die meisten Ja-Antworten gegeben haben.

Die Persönlichkeit des Psychotherapeuten

Im österreichischen Psychotherapeutengesetz aus dem Jahr 1990 werden die Berufspflichten von Psychotherapeuten folgendermaßen definiert:

- »Der Psychotherapeut hat seinen Beruf nach bestem Wissen und Gewissen und unter Beachtung der Entwicklung der Erkenntnisse der Wissenschaft auszuüben. Diesem Erfordernis ist insbesondere durch den regelmäßigen Besuch von in- und ausländischen Fortbildungsveranstaltungen zu entsprechen.
- Der Psychotherapeut darf nur mit Zustimmung des Behandelten Psychotherapie ausüben.
- Der Psychotherapeut ist verpflichtet, dem Behandelten oder seinem gesetzlichen Vertreter alle Auskünfte über die Behandlung, insbesondere über Art, Umfang und Entgelt, zu erteilen.
- Der Psychotherapeut muss sich bei der Ausübung seines Berufes auf jene psychotherapeutischen Behandlungsmethoden und Arbeitsgebiete beschränken, auf denen er nachweislich ausreichende Kenntnisse und Erfahrungen erworben hat.
- Der Psychotherapeut ist zur Verschwiegenheit über alle ihm in Ausübung seines Berufes anvertrauten oder bekannt gewordenen Geheimnisse verpflichtet.«

Was zeichnet gute Psychotherapeuten aus?

Psychotherapeuten sollen freundliche, ausgeglichene Mitmenschen sein und ernst, verbindlich und humorvoll die an sie herangetragenen Anliegen behandeln. Wichtig ist, dass sie geduldig sind und wirklich die Zeit und Konzentration aufbringen, ihren Klienten ruhig zuzuhören. Im therapeutischen Gespräch sollen sich Therapeuten und Klienten jeweils ausreden lassen.

Psychotherapeuten sollen ein Gespür für das Wesentliche haben. Wichtig ist Offenheit für alles, was das Leben mit sich bringen kann. Moralisieren, Dogmatismus und Autoritarismus haben in einer Psychotherapie nichts zu suchen. Das soll nicht heißen, dass Psychotherapeuten nicht auch Position beziehen können. Persönliche Wertungen spielen immer in eine Psychotherapie hinein. Psychotherapeuten sollte man daraufhin befragen, ob sie selbst viel Mut zum Leben haben. Auch Mitmenschlichkeit und soziale Gesinnung sind von ihnen zu fordern.

Die Bereitschaft eines Psychotherapeuten, in einer Gruppe zu arbeiten, kann als möglicher Hinweis auf seine fachliche Kompetenz genommen werden. Durch die Gruppenarbeit erklärt der Therapeut seine Bereitschaft, sich den Blicken der anderen zu stellen. Ein weiteres Indiz für seine Kompetenz kann sein, ob er bereit ist, sich auch auf ein Gespräch mit den Verwandten des Klienten einzulassen.

Psychotherapeuten sollen fähig sein, sich zu ihren Ansichten über »Gott und die Welt« befragen zu lassen. Kann Ihr Therapeut über seine weltanschauliche Orientierung sinnvoll Auskunft geben? Ist er fähig, einen konstruktiven Dialog über weltanschauliche Fragen zu führen – oder ist Weltanschauung tabu?

Bei welchen Therapeuten ist Vorsicht geboten?

- Misstrauen Sie »Psychotherapeuten«, die sich mit phantastischen Heilsversprechungen anbieten.
- »Therapeuten«, die in ordensähnliche Gemeinschaften, Kirchen oder Sekten eingebunden sind, können schnell zum Problem werden.
- »Psychotherapeuten«, die sich weigern, ihr Verfahren zu erläutern und im Dialog für Aufklärung zu sorgen, sollte man besser vergessen.
- »Psychotherapeuten«, die »das Licht der Öffentlichkeit« scheuen, müssen nicht, können aber ein Problem sein. Öffentlichkeit im weitesten Sinne kann bedeuten, sich selbst fortzubilden (Supervision, Seminare), zu veröffentlichen und Vorträge zu halten, in Gruppen zu arbeiten und eine öffentliche Sprechstunde anzubieten.

Für den Erfolg einer Therapie sind letztlich aber nicht all die guten Eigenschaften von Psychotherapeuten ausschlaggebend, sondern die persönliche Motivation und das andauernde freiwillige Engagement der Klienten hinsichtlich ihres Wunsches, ihr Leben tatsächlich zu verändern.

Es sei noch angeführt, dass ein wichtiger Hinweis auf die Qualität von Psychotherapeuten die Information ist, ob sie anhaltend bestrebt sind, sich weiterzubilden, das heißt sowohl theoretische als auch praktische Fortbildung zu betreiben. Hierzu zählt nicht zuletzt auch die berufsbegleitende Supervision.

Was ist Supervision?

Supervision – die berufsbegleitende Beratung und konstruktive Kritik von einzelnen und Gruppen – gewinnt zunehmend an Bedeutung. Supervision wird bereits in vielen Berufsfeldern genutzt. Traditionell ist sie eng mit Sozialarbeit verbunden.

Die Teilnehmer einer Supervisionsrunde können ihre Erfahrungen aus ihrem jeweiligen Arbeitsbereich thematisieren. Persönliche Konflikte, Wünsche, Probleme, Erfolge, Verhaltensweisen, fachliche und persönliche Themen können von den Teilnehmern vorgetragen und psychologisch reflektiert werden. In der Regel wird Supervision längerfristig angelegt, zum Beispiel einmal pro Monat über ein Jahr hinweg.

Während der Supervision wird eine kreative, konstruktive Gesprächsatmosphäre angestrebt, in der sich die Teilnehmer gegenseitig helfen lernen, ihre Arbeit besser zu organisieren.

Gute Psychotherapeuten sind daran interessiert, zum Vorteil und Schutz ihrer Klienten ihre eigenen Unzulänglichkeiten (wie blinde Flecken, unbewusste Seelenanteile, eigene Charakterschwächen) aufzuarbeiten.

Traditionelles Rollenverhalten

Zahlreiche seelische Störungen betreffen das Verhältnis der Geschlechter. Wir wissen von der Tiefenpsychologie, dass die frühkindlichen Beziehungen zu Vater und Mutter einen prägenden Einfluss auf unsere Charakterbildung ausüben. So werden wir im Verlauf unserer Erziehung in männliches und weibliches Rollenverhalten hinein erzogen.

Auch in der Praxis der Psychotherapie sind die beteiligten Klienten und Psychotherapeuten nicht selten an traditionelle geschlechtliche Rollenvorstellungen angepasst. Das beste Beispiel hierfür ist Sigmund Freud und seine Psychoanalyse. Mit gutem Grund wird dieses psychotherapeutische System wegen seines patriarchalen Autoritarismus kritisiert.

Es war vor allem Karen Horney (1885–1952), die in der Weimarer Zeit psychoanalytische Theorien über Weiblichkeit kritisch untersuchte und zu dem Schluss kam, dass sie für die Beschreibung der Entwicklung der weiblichen Psyche nicht akzeptabel sind.

Feministische Therapie

»Die heutige Feministische Therapie entstand in der Zeit der ›Zweiten Frauenbewegung‹ in den 70er Jahren. Diese ging Ende der 60er von den USA aus und entzündete sich zunächst an der Abtreibungsfrage. Die Frauenbewegung zeigte die Einengungen auf, denen Frauen durch männlich ausgerichtete gesellschaftliche Bedingungen unterworfen sind, und forderte die Emanzipation der Frauen von traditionellen Rollenvorstellungen. Sie entwickelte Vorstellungen, deren Ziel die Gleichberechtigung der Geschlechter ist.« (Kursbuch Seele)

Feministische Ideen haben mittlerweile in den Theorien vieler psychotherapeutischer Schulen und Verfahren Fuß gefasst. Vor allem die Verfahren der Humanistischen Psychotherapie fühlen sich auch feministischen Idealen verpflichtet. Diese haben bereits Eingang in die wissenschaftlichen Konzepte und die therapeutische Praxis der Humanistischen Psychotherapeuten gefunden.

»In der Feministischen Therapie bekommen Frauen Hilfe, ihren eigenen Weg zu finden, gesellschaftlich vorgegebene Bedingungen zu erkennen und in Frage zu stellen und sich aus der Rolle des Opfers männlicher Willkür und gesellschaftlicher

Macht zu befreien. Missbefindlichkeiten, seelische Probleme und Störungen, die Folgen gesellschaftlicher Missstände sind, werden dann überflüssig.« (Kursbuch Seele)

Therapeut oder Therapeutin?

Therapeuten sollen im Grunde beide Geschlechtsanteile als Bestandteile ihrer Persönlichkeit verinnerlicht haben. Allerdings hängt wieder vieles von der individuellen Sozialisation der Psychotherapeuten ab, welche Qualitäten stärker ausgeprägt sind: väterliche oder mütterliche, männliche oder weibliche.

Erfahrungsgemäß sind auch die Psychotherapeutinnen und Psychotherapeuten tiefgehend von der Geschlechtersozialisation bestimmt. Die jeweilige therapeutische Konstellation (Mann-Frau, Frau-Mann, Mann-Mann, Frau-Frau) übt einen entscheidenden Einfluss auf den Therapieprozess aus.

Wenn zum Beispiel eine Frau im Verhältnis zu einem männlichen Therapeuten über ihre Inzest-Problematik berichtet, könnten undurchschaubare Verwicklungen entstehen, falls die Klientin zwischen dem Mann-Therapeuten und dem Vater-Täter emotional nicht ausreichend unterscheiden kann.

Derartige Störungen in der therapeutischen Beziehung können auch bei allen anderen geschlechtsspezifischen Themen zutage treten. Das betrifft Fragen des Sexualerlebens genauso wie geschlechtstypische Anliegen der Selbstbehauptung. Eine Frau, für die es wichtig ist, selbstbewusster und egoistischer zu werden, wäre bei einem männlichen Therapeuten mit patriarchaler Charakterstruktur wahrscheinlich nicht gut aufgehoben. Sie würde nicht ausreichend gefördert, weil ihr Therapeut in seiner eigenen Blickrichtung befangen bleibt.

Wie so oft ist in der Psychotherapie auch eine andere Variante möglich. Eine gegengeschlechtliche Konstellation kann als Chance einer lebensgeschichtlich vielleicht nie ausreichend verinnerlichten Ergänzung erlebt werden. Bei einem gegengeschlechtlichen Therapeuten besteht die Möglichkeit, die jeweils anderen Seelenanteile in einem partnerschaftlichen Dialog kennen zu lernen und sie sich anzueignen.

Mitunter bevorzugen Frauen Frauen als Therapeutinnen, weil sie davon ausgehen, Frauen seien emotionaler und vertrauensvoller, oder Männer vermeiden Männer als Therapeuten, weil sie Angst vor einem Autoritäts- oder Konkurrenzverhältnis haben. Diesbezüglich kann eine Psychotherapie eine emotional korrigierende Erfahrung werden. Eine Vielzahl weiblicher und männlicher Therapeuten lassen sich nicht in dieses Schema pressen. Zum einen gibt es bei Therapeuten wie in allen anderen Berufsgruppen immer auch Personen, die von der eigenen Charakterstruktur her eher dem gegengeschlechtlichen Sozialisationstyp zuzurechnen wären – Frauen, die von Hause aus eher »männlich« erleben, und Männer, die aufgrund der eigenen Lebensgeschichte eher »weiblich« erleben. Zum anderen bewirkt die Aus- und Weiterbildung, wenn eine wirklich tiefgreifende Charakter- und Lehranalyse stattfindet, bei den Psychotherapeuten Persönlichkeitsänderungsprozesse, die sie die herkömmlichen Geschlechtscharaktere überschreiten und die gegengeschlechtlichen Seelenanteile erschließen lassen.

Wie in vielen anderen Aspekten der psychotherapeutischen Situation gilt auch bezüglich der Bedeutung der Geschlechterzugehörigkeit, dass letztlich die Gesamtpersönlichkeit der Therapeuten zu bewerten ist. Wählen Sie für Ihre Therapie diejenige Person aus, bei der Sie sich – egal ob Mann oder Frau – vom Gefühl her am besten aufgehoben und ermutigt fühlen. Machen Sie die Geschlechterfrage nicht zu einem starren Schema, das Ihnen eventuell den Blick für neue Möglichkeiten verstellt.

Test zur Beurteilung der Persönlichkeit meines Therapeuten

Bitte beantworten Sie die folgenden Fragen wahrheitsgemäß, wenn Sie wirklich etwas Neues über sich erfahren wollen.

Ich habe immer wieder das Gefühl, von meinem Psychotherapeuten in meiner Notlage verstanden zu werden.

☐ ja ☐ nein ☐ ich weiß nicht

Ich habe Vertrauen zu meinem Psychotherapeuten.

☐ ja ☐ nein ☐ ich weiß nicht

Mein Psychotherapeut ist in aller Regel ausgeglichen und humorvoll.

☐ ja ☐ nein ☐ ich weiß nicht

Mein Psychotherapeut kann mir gut zuhören.

☐ ja ☐ nein ☐ ich weiß nicht

Mein Psychotherapeut ist offen und gibt mir auf alle meine Fragen eine sinnvolle Antwort.

☐ ja ☐ nein ☐ ich weiß nicht

Mein Psychotherapeut ist auf seinem Gebiet wirklich ein Experte.

☐ ja ☐ nein ☐ ich weiß nicht

Wenn mein Therapeut etwas nicht weiß, tut er auch nicht so, als ob er trotzdem etwas wüsste.

☐ ja ☐ nein ☐ ich weiß nicht

Mein Therapeut bildet sich laufend fort (Seminare, Vorträge, Forschung, Veröffentlichungen, Supervision).

☐ ja ☐ nein ☐ ich weiß nicht

Ich kann mit meinem Psychotherapeuten über alle mich bewegenden Fragen ausführlich sprechen.

☐ ja ☐ nein ☐ ich weiß nicht

Mein Psychotherapeut interessiert sich nicht nur für Psychotherapie.

☐ ja ☐ nein ☐ ich weiß nicht

Mein Therapeut beantwortet mir Fragen zu seiner persönlichen Lebenserfahrung. ☐ ja ☐ nein ☐ ich weiß nicht

Ja, ich würde mich trauen, meinen Therapeuten auch zu seiner Ehe, Partnerschaft, Sexualorientierung usw. zu befragen. ☐ ja ☐ nein ☐ ich weiß nicht

Mein Psychotherapeut baut mich auf und macht mir Mut. ☐ ja ☐ nein ☐ ich weiß nicht

Mein Therapeut hat seine eigenen Positionen, kann kritisch Stellung beziehen und sich klar abgrenzen. ☐ ja ☐ nein ☐ ich weiß nicht

Ich würde meinen Psychotherapeuten auch weiterempfehlen. ☐ ja ☐ nein ☐ ich weiß nicht

Wenn ich will, kann ich auch andere Personen in die Gespräche mitbringen (Verwandte, Freunde). ☐ ja ☐ nein ☐ ich weiß nicht

Mein Therapeut ist nicht herrisch, schnell verärgert, jähzornig, destruktiv, wütend, misstrauisch, geizig. ☐ ja ☐ nein ☐ ich weiß nicht

Mein Psychotherapeut ist eine lebenszugewandte, schöpferische Persönlichkeit. ☐ ja ☐ nein ☐ ich weiß nicht

Summe: ☐ ja ☐ nein ☐ ich weiß nicht

Auswertung:

– Wenn Sie 5 *Fragen oder mehr mit Nein* beantwortet haben, sollten Sie darüber nachdenken, ob ein Therapeutenwechsel nicht sinnvoll wäre. Zuvor sollten Sie aber die mit Nein angekreuzten Fragen gegenüber Ihrem Therapeuten ansprechen, um zu sehen, wie er reagiert. Anschließend können Sie die Checkliste nochmals durchgehen, um sich über Ihre Situation noch klarer zu werden.

Wie beurteile ich meine Erfolge in der Therapie?

In diesem Kapitel will ich Ihnen Eckwerte einer erfolgreichen Psychotherapie aufzeigen, damit Sie den Fortschritt oder auch den Irrweg Ihrer eigenen Psychotherapie kritisch beurteilen können. Den Erfolg einer Psychotherapie verstehe ich als Prozesse der Persönlichkeitsbildung, als Verwirklichung persönlicher humanistischer Werte und als Erreichen persönlich gesteckter Lebensziele.

Die uns schon vertraute Jana L. meint dazu:
Um Erfolge in der Therapie zu haben, ist das Wichtigste, wirklich gesund werden zu wollen. Dann muss man eine Person finden, zu der man Vertrauen haben kann, der man alles erzählen kann.

Wichtig ist, dass man das zügig macht, keine großen Pausen einlegt. Manche denken vielleicht, sie könnten das so nebenbei erledigen, wie man ab und zu mal ins Kino geht. Irrtum. Es ist Arbeit.

Und Petra D., die wir inzwischen schon gut kennen, sagt:
Na, ja meine ganze Lebenseinstellung hat sich verändert. Mein Lebensgefühl ist auf jeden Fall besser geworden. Meine Einstellung zu den Mitmenschen und mir selbst hat sich verändert. Auf jeden Fall ist meine Lebensfreude jetzt wieder da. Ich stehe morgens auf und freue mich, dass ich das wieder tue.

Jürgen K., der wegen seiner Schweißausbrüche, Ängste und dramatischen Akne in die psychotherapeutische Praxis kam, meint hinsichtlich der Erfolge in seiner Therapie:
Die erste Zeit dauerte es eine Weile, bis ich begriff, was eigentlich passiert. Ich empfinde meine Therapie wie ein Puzzle. Von Stunde zu Stunde erfahre ich mehr über mich.

Ich habe gelernt, mit meinen Problemen besser umzugehen. Ich kann wieder ein Café aufsuchen, das auch voll sein darf. Frü-

her bin ich aus Angst vor den Menschen vorbeigegangen. Mittlerweile habe ich gelernt, wieder mit Menschen umzugehen und Gespräche zu führen. Ich kann jetzt zeigen, wenn ich etwas für einen Menschen empfinde. Früher hatte ich geglaubt, wegen meiner Akne sei ich nicht erwünscht.

Meine Gefühle haben sich deutlich verbessert, und die Symptome sind zurückgegangen. Sie sind nicht mehr übermächtig. Ich habe einen sinnvollen Umgang mit ihnen gefunden; ich kann sie einordnen. Ich fühle mich befreit und gelassen. Ich bin jetzt sozusagen Herr im eigenen Hause.

Wer in eine psychotherapeutische Praxis kommt, klagt in aller Regel über seine Symptome. Ein Kriterium für die Beurteilung des Erfolges einer Therapie kann im Vergleich der Schweregrade der Symptome zu Beginn der Therapie und zu einem späteren Zeitpunkt gefunden werden. Das Schwinden eines Symptoms ist ein Kriterium für den Therapieerfolg.

Das heißt aber nicht, dass dies bereits die gründliche Behebung der seelischen Störung und eine Lösung des eigentlichen Konfliktes bedeutet. Wir erleben häufig, dass ein Symptom verschwindet und dafür ein anderes auftaucht. In diesem Fall hat dann lediglich eine Symptomverschiebung stattgefunden. Hat zum Beispiel jemand Angst vor Spinnen, kann diese Angst etwa durch eine Konfrontationstherapie zum Verschwinden gebracht werden. Doch dann entwickelt dieselbe Person plötzlich eine abgrundtiefe Angst davor, von Brücken zu stürzen. Wir können uns bei der Beurteilung der Erfolge einer Therapie nicht nur auf die Veränderung der Symptome verlassen.

Während einer erfolgreichen Therapie verändern sich die Gefühle. Man wird ruhiger und gelassener. Das Gefühl, angegriffen zu sein, sich verteidigen zu müssen, wird geringer.

Das Selbstgefühl wird positiv verstärkt

Man fühlt sich sicherer, stärker, mehr verankert in dieser Welt, bleibt mehr bei sich selbst, entwickelt ein besseres Gefühl für sich selbst. Es entsteht mehr Sicherheit von innen heraus. Zum Beispiel heißt es dann: *Ich kann auch für mich allein da sein, und es ist schön, für mich da zu sein, ohne einen »hilfreichen« Mann zu brauchen.*
Das Gefühl unter Menschen und für Menschen wird besser. Sozial orientiertes Denken und Handeln verstärken sich:
Ich bin in der Lage, mit meinen Mitmenschen freundlich umzugehen. Dazu gehört auch, dass ich mit mir selbst in Frieden auskommen kann.

Bessere Kommunikation, mehr Mut und Realitätssinn

Ich telefoniere jetzt viel und gerne: Die zwischenmenschliche Kommunikation wird als Teil eigener Lebensfreude erfahren und wird somit Teil einer verbesserten Lebensqualität.
Man wird mutiger, erschließt sich neue Lebensbereiche – und wenn es auch »nur« die lang ersehnte Urlaubsreise ist:
Ich nehme am Leben aktiv teil, versuche, möglichst viele Lebensbereiche – kulturelle, soziale, geistige, politische – wahrzunehmen.
Der Realitätsbezug wird erweitert. In der Therapie steigt das Realitätsbewusstsein, der Sinn für das persönlich Machbare. Alte und neue Lebenstüchtigkeiten werden aktiviert.

Seelische Störungen annehmen

Sinn einer Psychotherapie ist nicht, die Symptome, die Störung, die Schwäche quasi wegzuoperieren. Seelische Störungen sind keine Geschwüre, die herausgeschnitten werden können. Gesucht wird vielmehr ein sinnvoller Umgang mit diesen Störungen, ein Verstehen, Erkennen und Gestalten. Auch bleibt erfahrungsgemäß immer ein »neurotischer Rest«, den es im Rahmen einer bewussteren Lebensgestaltung einzuordnen gilt.

Selbsterkenntnis

Ziel der Therapie ist es, Unbewusstes bewusst zu machen. Damit geht ein tiefgründigeres Verstehen der eigenen Lebenswirklichkeit einher. Die damit verbundene Selbsterkenntnis kann vieles in der alltäglichen Lebensgestaltung zum Besseren bewegen helfen:

Das Erkennen, Aufdecken und Beschreiben von Zusammenhängen in meinem Leben ist mir wichtig und verschafft mir Selbsterkenntnis und Selbstbewusstsein.

Charakterzüge kann man nicht verändern, man kann jedoch lernen, sie zu relativieren:

Ich ärgerte mich schon immer sehr schnell. Jetzt habe ich gelernt, in kniffligen Situationen humorvoller mit dem Stress umzugehen. Mein überzogener Ehrgeiz meldet sich noch oft, aber jetzt kann ich mich auch neben mich stellen und mich selbst beruhigen. Ich habe den Umgang mit mir selbst verbessert. Ich mache mich frei von überzogenen Ehrgeizvorstellungen und versuche, nur das für mich persönlich wirklich Wichtige zu erreichen.

Erfolg: nichts Absolutes

Von Erfolgen in der Therapie können wir nicht pauschal reden. Wir haben immer von der jeweiligen Lebenssituation der Klienten auszugehen. Für jemanden, der unter Depressionen leidet, ist es schon ein Erfolg, wenn er in der Lage ist, mit einfachen Alltagssituationen zurechtzukommen, zum Beispiel aufzustehen, sich anzuziehen, etwas besorgen zu gehen:

Ich lebe noch immer allein, aber jetzt schaffe ich es wieder, mir ein Abendessen zuzubereiten. Dasselbe gilt für das Frühstück. Vor kurzem habe ich es geschafft, einen Kosmetikladen aufzusuchen.

Andere Klienten wiederum sehen Erfolge erst gegeben, wenn

sie es schaffen, einen neuen Liebespartner zu finden oder sich vom alten Partner zu trennen.

Lernen, besser mit Konflikten umzugehen

Ein weiteres Kriterium zur Beurteilung einer Therapie ist, ob nach und nach die Konfliktfähigkeit der Klienten wächst. Dazu gehört auch die Fähigkeit, innere und äußere Konflikte zuzulassen, zu erkennen, zu benennen, zu verdeutlichen, zu kommunizieren und zu gestalten:
Ich habe gelernt, mich abzugrenzen oder mich zu öffnen. Ich kann inzwischen viel leichter Kritik äußern und Kritik annehmen.
Konflikte können nicht immer gelöst werden. Das Leben ist voller Interessenkonflikte und widerstreitender Motivationen, die oft dauerhaft bestehen bleiben. Konfliktfähigkeit bedeutet dann, mit dieser Konfliktlage sinnvoll leben zu lernen:
Ich habe gelernt, anderen gegenüber toleranter zu sein. Gleichzeitig kann ich jetzt meinen Standpunkt viel besser deutlich machen.
In einer soliden psychotherapeutischen Arbeit setze ich mich auch mit meiner Herkunft auseinander. Ein Erfolg ist gegeben, wenn ich Distanz zu diesen lebensgeschichtlichen Erfahrungen gewinne. Ich lebe mehr und mehr im Hier und Jetzt. Dazu gehört auch, sich mit der familiären Herkunft auszusöhnen.

Ganzheitliches Erleben

In einer erfolgreichen Therapie lerne ich, mich ganzheitlich zu erleben. Körper, Geist und Seele sind dabei ein umfassender Lebensprozess:
Ich kann jetzt meine Verspannungen wie meine Entspannungen von den Zehenspitzen bis in den Kopf hinein erleben. Ich öffne mich im Gefühlsbereich viel mehr. Geistige Zusammenhänge, Gedanken, Ideen, erlebe ich jetzt immer auch gefühlsbegleitet. Dasselbe gilt für meine Gespräche mit anderen Menschen. Ich

habe mittlerweile Freude am Sprechen. Meine Beziehung zur Welt ist offener geworden. Das Mittel, mich mit den Menschen zu verbinden, ist die Sprache, also nutze ich jede Gelegenheit, meine Sprachfähigkeit zu verbessern.

Als Erfolg in einer Psychotherapie ist auch zu werten, wenn Klienten angstfreier werden. Weltanschauliche Themen, Sexualerlebnisse, Beziehungen zu den Mitmenschen, die Arbeit und anderes mehr werden angstfreier erfahren. Aber auch der erstmalige und auf Dauer gestaltete Zugang zu existenziellen Ängsten kann ein Erfolg in der Psychotherapie sein. Gott, Freiheit, Eros und Tod – in diesen Zusammenhängen wird durch die Angst hindurch der Zugang zu den Tiefenschichten menschlicher Existenz möglich.

Differenziertere Wahrnehmung

Während einer gelingenden Psychotherapie werden die Wahrnehmungen differenzierter. Dies betrifft sowohl die Wahrnehmung der Umwelt als auch der zwischenmenschlichen Gefühlswelt als auch der eigenen Innenwelt. Nicht zuletzt wird in einer gelingenden Psychotherapie die Beziehung zum Therapeuten differenzierter. Das beiderseitige Vertrauensverhältnis wächst, es entwickelt sich und wird individueller.

Abschließend kann ein psychotherapeutischer Erfolg dahin gehend definiert werden, dass es einem Menschen immer besser gelingt, im Zusammenwirken mit seinen Mitmenschen sein Leben möglichst wertvoll zu gestalten.

Test: Mache ich Fortschritte in meiner Therapie?

Bitte beantworten Sie die folgenden Fragen wahrheitsgemäß, wenn Sie wirklich etwas Neues über sich erfahren wollen.

Mein Hauptleiden (Symptom) ist geringer beziehungsweise erträglicher geworden. ☐ ja ☐ nein ☐ ich weiß nicht

Ich fühle mich jetzt unter Menschen wohler.
☐ ja ☐ nein ☐ ich weiß nicht

Ich komme jetzt im Alltag besser zurecht.
☐ ja ☐ nein ☐ ich weiß nicht

Ich kann jetzt über meine Herkunftsfamilie (Eltern, Großeltern, Geschwister) freier und kritischer nachdenken.
☐ ja ☐ nein ☐ ich weiß nicht

Ich söhne mich mit meiner Vergangenheit mehr und mehr aus.
☐ ja ☐ nein ☐ ich weiß nicht

Ich habe immer weniger Angst vor Konflikten.
☐ ja ☐ nein ☐ ich weiß nicht

Ich lerne nach und nach, meine Interessen besser zu erkennen und durchzusetzen. ☐ ja ☐ nein ☐ ich weiß nicht

Ich weiß immer besser, wann ich meinen Mitmenschen wegen meiner Affekte (Wut, Hass, Neid, Eifersucht usw.) zur Last falle.
☐ ja ☐ nein ☐ ich weiß nicht

Meine Arbeitsfähigkeit hat sich verbessert.
☐ ja ☐ nein ☐ ich weiß nicht

Ich erlebe jetzt mehr und intensivere Gefühle (Liebe, Wohlwollen, Dankbarkeit, Mitgefühl usw.).
☐ ja ☐ nein ☐ ich weiß nicht

Ich bin mir und anderen gegenüber ehrlicher geworden.
☐ ja ☐ nein ☐ ich weiß nicht

Mein Sexualleben ist jetzt erfüllter und beglückender.

☐ ja ☐ nein ☐ ich weiß nicht

Ich bin mir und anderen gegenüber geduldiger und toleranter geworden.

☐ ja ☐ nein ☐ ich weiß nicht

Mein geistiger Horizont hat sich erweitert.

☐ ja ☐ nein ☐ ich weiß nicht

Ich sehe jetzt eine sinnvolle Lebensorientierung für mich.

☐ ja ☐ nein ☐ ich weiß nicht

Ich kann mich wieder freuen.

☐ ja ☐ nein ☐ ich weiß nicht

Manchmal verspüre ich Glücksgefühle.

☐ ja ☐ nein ☐ ich weiß nicht

Ich kann mich jetzt besser gegen Übergriffe anderer abgrenzen.

☐ ja ☐ nein ☐ ich weiß nicht

Der Kreis meiner Freunde und Bekannten hat sich erweitert, und/oder bestehende Beziehungen wurden vertieft.

☐ ja ☐ nein ☐ ich weiß nicht

Auf die für mich zentrale Frage, weswegen ich überhaupt eine Psychotherapie begonnen hatte, habe ich mir eine sinnvolle Antwort erarbeiten können.

☐ ja ☐ nein ☐ ich weiß nicht

Summe: ☐ ja ☐ nein ☐ ich weiß nicht

Auswertung:

Erfolge in der Psychotherapie lassen sich nicht von heute auf morgen erzielen. Ihre Fortschritte hängen vor allem von Ihnen selbst und von der Güte der psychotherapeutischen Arbeit ab. Sie können diesen Fragebogen mehrmals während Ihrer Psychotherapie ausfüllen (vielleicht alle drei Monate). Wenn Sie nicht mindestens in fünf Punkten eine Verbesserung verzeichnen können, sollten Sie sich fragen, ob Sie wirklich engagiert an einer Veränderung Ihrer Lebenssituation arbeiten und/oder ob Sie nicht besser Ihren Therapeuten wechseln sollten.

Wechsel des Therapeuten

Der Wechsel des Psychotherapeuten kann ein sinnvoller Schritt im Verlauf einer Therapie sein. In welchen Situationen ist ein Wechsel ratsam? Hören wir uns an, wie Jana, Petra und Jürgen dieses Thema einschätzen.

Jana L. spricht aus eigener Erfahrung:

Ich habe erlebt, dass der Therapeut, statt mir zu helfen, mich noch mehr in Not gebracht hat. Er hat kaum Fragen gestellt, nur immer mich reden lassen und alles gleich mitgeschrieben. Er hätte mich gerne auf der Couch liegen sehen. Doch das habe ich von Anfang an nicht gewollt. Ich hatte gehofft, wir würden einen Weg zusammen finden. Doch das war leider nicht der Fall. Daher wollte ich Schluss machen. In der Sitzung hatte er mich so weit verunsichert, dass ich total die Fassung verlor: »Ich möchte die Stunde abbrechen, ich kann nicht mehr.« Daraufhin meinte er, ich müsste die Affekte ausleben; ich sollte also weitermachen, was ich dann auch tat. Nach dieser Stunde zitterte ich am ganzen Leib. Er ließ mich kommentarlos gehen. Ich wusste gar nicht mehr, wie ich nach Hause kommen sollte.

Dieses Erlebnis gab den Ausschlag. Als ich die nächste Stunde dort war, um ihm zu sagen, dass ich aufhöre, lief es wieder ähnlich ab. Ich habe nur geheult, weil ich es nicht mehr aushalten konnte. Plötzlich griff er zum Telefon und wollte mich – ohne mich zu fragen und ohne mein Einverständnis zu haben – in die Klinik einweisen. Da machte es noch einmal »klick« bei mir, und ich habe »Nein« gesagt, »auf keinen Fall«. Das war es dann. Ich hatte damals keinen Vergleichsmaßstab. Wenn ich zu einem angeblichen Experten gehe, so dachte ich, dann liegt es vielleicht an mir, dass die Behandlung nicht richtig wirkt.

Jürgen K. hat über einen langen Zeitraum eine Reihe Psychotherapeuten kennen gelernt:

Einen Therapeuten würde ich spätestens dann wechseln, wenn ich nicht verstanden werde. Stutzig werden würde ich auch, wenn

ich lediglich Rezepte für Arzneimittel in die Hand gedrückt be-
käme und auf diese Weise abgespeist werden sollte.
  Es braucht aber auch seine Zeit, bis das Verständnis wächst.
Doch von Anfang an hat man ein Gefühl dafür, ob der Psychothe-
rapeut Interesse zeigt oder nicht. Oft hatte ich das Gefühl, dass
ich den Therapeuten gleichgültig war. Wenn dieses Gefühl auf-
kommt, sollte man an einen Wechsel denken.

Auch aus der Sicht des Psychotherapeuten ist zuweilen ein
Wechsel sinnvoll. Mitunter wird er auch bewusst als therapeutische Maßnahme mit eingeplant.
  Eine Klientin sprach von sexuellem Missbrauch in ihrer Kindheit und Jugend. Es kam in den Gesprächen die Überlegung auf,
ob ich als männlicher Psychotherapeut geeignet sei, dieses
Thema mit ihr unbefangen zu besprechen. Es war Bestandteil
der Therapie, gemeinsam darüber nachzudenken, ob nicht ein
Wechsel zu einer Kollegin sinnvoller sei.
  In diesem Fall entschied sich die Klientin, die Gespräche bei
mir fortzusetzen. Doch in vergleichbaren Situationen hatten wir
uns auch schon für einen Therapeutenwechsel entschieden.
  Durch den Wechsel zu anderen Psychotherapeuten entsteht
eine neue Situation, in der sich auch andere neue Möglichkeiten
des Verstehens und Verstandenwerdens auftun können.

Klara F., 24 Jahre alt, Studentin der Betriebswirtschaft, berichtet
von einem schwer wiegenden Fall des Nicht- und Missverstan-
denwerdens. Ihr Bericht ist aber auch ermutigend, weil uns ihr
Beispiel verdeutlicht, dass der Wechsel einer therapeutischen Situation wesentlicher Bestandteil einer gelingenden Therapie sein
kann:
  Mein Therapeutenwechsel war recht dramatisch. Ich war da-
mals in einer Klinik bei einer mir zugewiesenen Therapeutin, mit
der ich nicht reden konnte. Ich habe sie die ganze Zeit nur ange-
guckt. Auch sie schaute mich nur an und wartete, bis ich etwas
sagte. Diese »Therapie« gehörte zum Pflichtprogramm meines
stationären Aufenthaltes.
  Ich war damals 15 Jahre alt und litt an Magersucht. Meine
Schwester hatte mich darauf aufmerksam gemacht. Ich stritt es

ab und sagte: Ich habe überhaupt kein Problem, ich möchte höchstens schlanker werden.

Das erste Mal war ich ambulant bei einer Therapeutin. Meine Schwester hatte mir den Termin ausgemacht. Ich ging einmal hin, dann aber nie wieder. Nach einem halben Jahr hieß es wieder:»Du solltest einmal…«. Ich sagte:»Okay.« So kam ich zu einem Therapeuten. Wieder war da ein von meiner Schwester verabredeter Termin, und wieder sagte ich:»Ne.«

Irgendwann ging es mir dann aber so schlecht, dass ich nicht mehr in die Schule gehen konnte. Ich war sehr abgemagert und schwach und lag nur noch im Bett. Plötzlich stellte sich das Gefühl ein:»Entweder du machst weiter so und es ist bald vorbei, oder du tust irgend etwas.« Deswegen ging ich in die Klinik. Ich war einverstanden damit, denn ich wollte zugleich Abstand von zu Hause haben.

Ich beriet mich mit meiner Mutter. Sie wusste von einer psychosomatischen Klinik bei uns in der Nähe, von der sie nur Gutes gehört hatte. Sie allein führte ein Gespräch mit einem Arzt in der Klinik.

Die Therapie bestand im wesentlichen darin, dreimal pro Woche für 45 Minuten ein Gespräch mit einer zugewiesenen Therapeutin zu führen. Wenn man nicht innerhalb einer Woche 400 Gramm zugenommen hatte, wurde man mittels einer Sonde zwangsernährt. Es waren fast nur Magersüchtige oder an Bulimie Leidende da.

Als Außenstehende können Sie sich das wahrscheinlich nicht vorstellen. In der Klinik herrschte gnadenlose Konkurrenz: Wer wiegt weniger? Wer braucht weniger zum Überleben? Man wurde einmal in der Woche gewogen. Wenn man das Ziel nicht erreicht hatte, kam die Sonde. Das lief darauf hinaus, dass alle früher aufstanden, sich wogen und dann die Differenz mit Wasser auffüllten – vielleicht ein bis drei Liter Wasser. Alles drehte sich die ganze Zeit über nur um Essenspläne, um Kalorien, ums Gewicht und so weiter.

Ich wollte raus. Das war damals keine rationale Überlegung, sondern ein Gefühl:»Hier wird es nichts, hier wird nur noch mehr verstärkt, was bereits seit anderthalb Jahren mein Leben bestimmt.«

Deshalb setzte ich mich mit meiner Mutter in Verbindung – obwohl es eine Kontaktsperre gab, keine Besuche, keine Anrufe, gar nichts. Ich rief meine Mutter an und sagte ihr: »Ich brauche etwas anderes, hier schaffe ich es nicht.« Daraufhin erkundigte sich meine Mutter weiter. Sie machte eine andere Klinik ausfindig. Dort wird ganz anders gearbeitet.

Als ich aus der ersten Klinik raus ging, sagte der Chefarzt zu meiner Mutter: »Also, wenn sie es hier nicht schafft, dann schafft sie es nirgends.« Ja, meine Mutter war dann natürlich dementsprechend fertig.

Ich war für zwei Tage zu Hause und fuhr anschließend in die neue Klinik. Dort wird tiefenpsychologisch orientiert gearbeitet. Ich hatte ein erstes Gespräch mit einem Arzt, der für mich einen entscheidenden Satz sagte: Ich solle mich damit beschäftigen, zu überlegen, was eigentlich hinter dem stecke, was ich tue. Er sagte: »Frau F., es ist mir völlig egal, wie viel Sie wiegen.« In der ersten Klinik hatte ich mich immer wiegen müssen, hier bestand überhaupt kein Interesse an meinem Gewicht. »Ich werde Sie nicht daraufhin ansprechen, wenn Sie innerhalb einer Woche zehn Kilo zu- oder abnehmen.« Damit war alles weg, worum sich mein Leben in den letzten anderthalb Jahren gedreht hatte. Das interessierte hier überhaupt nicht. Ich kam innerlich in Bewegung. Deswegen blieb ich auch dort. Ich war vier Monate in dieser Einrichtung. Die Psychotherapeuten in diesem Haus arbeiteten auch mit Entspannungstechniken – autogenem Training, Atemtherapie, Hypnose und anderen interessanten Methoden.

Nun gibt es aber auch eine Reihe von Klienten, die ihre Therapeuten ständig wechseln. Manche Klienten vermeiden auf diese Weise, sich wirklich in psychotherapeutische Gespräche einzulassen. Sie haben Angst vor Nähe.

Ständiger Therapeutenwechsel

Nicht immer, wenn ich das Gefühl habe, ich möchte jetzt den Therapeuten wechseln, ist es auch angebracht. Wenn ich bereits zum zwanzigsten Mal den Therapeuten gewechselt habe und auch beim einundzwanzigsten nicht bleiben möchte, muss ich mich selbst in Frage stellen.

Diese Misserfolge können unbewusst arrangiert sein. Die Gefahr besteht, dass sich so der Glaube des Klienten selbst bestätigt, in einer verständnislosen Welt zu existieren – oder: unheilbar zu sein. Die andere Variante ist, alle Psychotherapeuten zu entwerten und sie alle für unfähig zu erklären.

Nicht immer sind die Erlebnisse eindeutig. Manche Klienten befinden sich im Behandlungszimmer, wissen aber nicht, ob sie dableiben oder wieder weggehen sollen. Sie stehen mit einem Bein drinnen und mit einem Bein draußen. Dieses Hin und Her der Gefühle kann sich hinziehen: »Soll ich nun hier an mir arbeiten? Oder soll ich lieber wieder weggehen?« Es ist Aufgabe der Psychotherapie, diese Ambivalenz zu klären und eine sinnvolle Entscheidung zu ermöglichen.

Diese Ambivalenz kann aber auch in der Person des Therapeuten mitbegründet sein. Vielleicht vermittelt der Therapeut Persönlichkeitsanteile, die den Klienten daran hindern, sich wirklich einzulassen. Viel ist oft gewonnen, wenn es den Beteiligten in der Psychotherapie gelingt, das Problem anzusprechen.

Wann sollte man an seiner Therapie zweifeln?

Hinweise sind:
- Mein Therapeut vergisst oft, was ich sage.
- Mein Therapeut versteht mich nicht.
- Mein Therapeut macht dauernd Notizen und hört aber nicht wirklich zu.
- Ich möchte ein Thema ansprechen, kann aber zu meinem Therapeuten kein ausreichendes Vertrauen fassen; ich spüre eine Hemmung; ich fühle mich nicht wirklich offen und frei in der therapeutischen Situation.
- Ich fühle mich nicht nur entwertet, sondern werde tatsächlich missachtet, entwertet oder missbraucht (sexueller Missbrauch ist nur eine Variante des Missbrauchs von abhängigen Menschen; Missbrauch kann auch auf emotionalen Missbrauch »beschränkt« bleiben; es ist möglich, einen Menschen für sei-

ne Verrücktheiten zu missbrauchen; so könnte es zum Beispiel sein, dass ein Therapeut in einem Minderwertigkeitskomplex befangen ist und deswegen die Sitzungen mit Klientinnen dazu missbraucht, sein Geltungsstreben zu befriedigen).

● Es kann sein, dass ein Klient mit seinem Therapeuten nicht über weltanschauliche Themen sprechen kann, dass er nicht wirklich ernst genommen wird oder dass Erlebnisse des Klienten seitens des Therapeuten verdrängt werden. In einer Psychotherapie soll über alle Themen eine Aussprache möglich sein. An Themen sind nicht nur Sexualität oder Gefühle wichtig. Es kann auch sein, dass ich mit »Gott« oder dem »Teufel« im Konflikt stehe oder an ehemals festen Glaubensvorstellungen zu zweifeln beginne. Auch in dieser Situation sind Psychotherapeuten als philosophierende Gesprächspartner gefordert.

● Ein weiterer Grund, Psychotherapeuten zu wechseln, wäre autoritäres Verhalten auf Behandlerseite. Kein Klient darf zu irgendetwas gezwungen oder genötigt werden. Da es im therapeutischen Prozess um die innerste Entwicklung einer Person geht, um persönliches Werden und Reifen, ist das Prinzip der Freiwilligkeit oberstes Gebot.

Test: Wann sollte ich den Therapeuten wechseln?

Bitte beantworten Sie die folgenden Fragen wahrheitsgemäß, wenn Sie wirklich etwas Neues über sich erfahren wollen.

Ich gehe nie gerne zu den psychotherapeutischen Sitzungen.
☐ ja ☐ nein ☐ ich weiß nicht

Ich freue mich nicht, wenn ich an die psychotherapeutische Arbeit denke. ☐ ja ☐ nein ☐ ich weiß nicht

Der Psychotherapeut verunsichert mich und macht mir Angst.
☐ ja ☐ nein ☐ ich weiß nicht

Ich habe das Gefühl, mein Therapeut interessiert sich nicht wirklich für meine Probleme.
☐ ja ☐ nein ☐ ich weiß nicht

Eigentlich fühle ich mich in der Therapie nicht verstanden.
☐ ja ☐ nein ☐ ich weiß nicht

Ich habe schon ein paar Mal ein für mich wichtiges Thema angedeutet, doch der Therapeut geht nicht darauf ein.
☐ ja ☐ nein ☐ ich weiß nicht

Nach den Sitzungen geht es mir regelmäßig schlechter als vorher. ☐ ja ☐ nein ☐ ich weiß nicht

Ich habe den Eindruck, der Therapeut missbraucht mich für fragwürdige Interessen (Sexualität, Zärtlichkeitsbedürfnis, Machtstreben oder anderes).
☐ ja ☐ nein ☐ ich weiß nicht

Im Grund glaubt der Therapeut wohl nicht, dass mir zu helfen sei. ☐ ja ☐ nein ☐ ich weiß nicht

Der Therapeut hält die Verschreibung von Psychopharmaka langfristig für wichtiger als das psychotherapeutische Gespräch.
☐ ja ☐ nein ☐ ich weiß nicht

Mein Therapeut hat irgendwelche Theorien im Kopf, an die er mich anzupassen versucht. ☐ ja ☐ nein ☐ ich weiß nicht

Ich habe nicht das Gefühl, in meiner Beziehung zu meinem Therapeuten wirklich frei zu sein.

☐ ja   ☐ nein   ☐ ich weiß nicht

Ein partnerschaftlicher Dialog wird mit meinem Therapeuten wohl nie zustande kommen.

☐ ja   ☐ nein   ☐ ich weiß nicht

Mein Therapeut ist überheblich und arrogant.

☐ ja   ☐ nein   ☐ ich weiß nicht

Inzwischen habe ich weitgehende Zweifel an den Fähigkeiten meines Therapeuten entwickelt.

☐ ja   ☐ nein   ☐ ich weiß nicht

Ich kann leider nicht mit anderen Therapeuten vergleichen.

☐ ja   ☐ nein   ☐ ich weiß nicht

Mein jetziger Therapeut ist zwar ganz sympathisch, aber irgendwie haben wir beide offenbar erreicht, was wir zusammen erreichen konnten.   ☐ ja   ☐ nein   ☐ ich weiß nicht

Ich würde mich nicht trauen, meinen Therapeuten zu wechseln.

☐ ja   ☐ nein   ☐ ich weiß nicht

Ich habe meinen Therapeuten auf meine Kritik an der Therapie hin angesprochen. Darauf reagiert er verletzt, verärgert oder mit Rückzug.   ☐ ja   ☐ nein   ☐ ich weiß nicht

Summe: ☐ ja   ☐ nein   ☐ ich weiß nicht

Auswertung:

– Wenn Sie 5 *oder mehr Fragen mit Ja* beantwortet haben, sollten Sie einen anderen Therapeuten aufsuchen, um Vergleiche anzustellen. Auch sollten Sie bei passender Gelegenheit Ihre Kritik an der Therapie in der Therapie ansprechen, um zu sehen, wie Ihr Therapeut reagiert. Ist er aufgeschlossen für Ihre Einwände? Interessiert er sich? Wirkt er humorvoll – oder verletzt, verärgert, oder beleidigt?

Wann und wie beende ich meine Psychotherapie?

Zu Beginn einer Psychotherapie können Zielvereinbarungen getroffen werden. Die Therapie endet dann mit dem Erreichen der Ziele.

Es gibt die Möglichkeit, das Ende einer Therapie bereits bei Beginn zu verabreden. Eine derartige Kurztherapie konzentriert sich in der Regel auf eine bestimmte Thematik. Hier sind die Grenzen zu einer etwas intensiveren psychologischen Beratung fließend.

Oft wird das Ende einer Psychotherapie auch von äußeren Umständen diktiert. Findet die Psychotherapie stationär während eines Aufenthaltes in einer Klinik statt, endet die Therapie mit dem Verlassen der Einrichtung. Oft wäre es jedoch angebracht, sich zu Hause um eine ambulante Fortsetzung der Psychotherapie zu kümmern.

Äußere Faktoren für das Ende einer Therapie können auch sein: der Wegzug von Klienten oder Therapeuten; der Tod von Therapeuten; Veränderungen im Sozial- und Kassenrecht; wirtschaftliche beziehungsweise finanzielle Umstände und anderes mehr.

Die Möglichkeiten der Finanzierung einer Psychotherapie bestimmt in aller Regel auch den Umfang der Zusammenarbeit. Das bedeutet schlicht: Wenn kein Geld vorhanden ist, ist das therapeutische Geschehen aus diesem Grunde zu Ende.

Ausschlaggebend ist dieser Faktor vor allem im Zusammenhang kassenfinanzierter Psychotherapien. Es wird von den Krankenkassen und den Gutachtern vorgegeben, wann eine Therapie zu beenden ist. Da der Umfang kassenfinanzierter Psychotherapien regelmäßigen Beschränkungen unterliegt, sollte man von Beginn der Therapie an diese Vorgabe mit berücksichtigen.

Der Anlass für den Besuch einer psychotherapeutischen Praxis ist oftmals ein extremer Leidensdruck. Psychotherapie wird von vielen Menschen als letzter Lebensrettungsanker wahrgenommen. Zunächst haben sie versucht, sich alleine durchzuschlagen. Dann sind häufig bereits über Jahre Psychopharmaka eingenommen worden. Und erst wenn alles andere nichts mehr nützt, stellt sich als vermeintlich letzte Rettung »Psychotherapie« als Ausweg ein. Das wichtigste Ziel dieser Menschen ist es, ihren Leidensdruck zu mildern und damit verbundene Symptome loszuwerden.

Die Milderung des Leidensdrucks und der bedrängenden Symptome ist ein wichtiges Ziel einer Psychotherapie. Bedeutsamer für die Bestimmung des Erfolges und des möglichen Endes einer Psychotherapie ist aber die Frage, inwieweit die Klienten arbeits- und liebesfähig geworden sind. Dass die im anfänglichen Leidensdruck dominanten Symptome auch bei wiederhergestellter Arbeits- und Liebesfähigkeit in abgeschwächter Form noch andauern, ist durchaus üblich.

Jürgen K. hat sich im Verlauf seiner Therapie wichtige Erkenntnisse über sich und seine seelischen Probleme erarbeiten können. Trotzdem bleiben einige Unsicherheiten und Störungen, die es auch nach dem Ende der Psychotherapie zu akzeptieren und weiterzubearbeiten gilt:

Eigentlich macht es mir nichts mehr aus, unter Leute zu gehen. Aber wenn ich mich vor irgendwelchen Leuten darstellen muss und diese dann zugucken, habe ich noch manchmal Probleme. Gestern beim Sport habe ich alleine etwas vorgemacht. Die anderen setzten sich hin. Das war dann doch ein mulmiges Gefühl in mir. Ich habe noch zu lernen, vor anderen etwas darzustellen – und es ohne größere Aufregung zu erleben.

Mittlerweile kann ich aber sehen, dass Unsicherheitsgefühle auch bei den anderen da sind. Es sieht zwar oft so aus, als hätten sie keine, aber die sind im Innersten auch nicht anders gebaut als ich.

Eine Therapie sollte beendet werden, wenn die Klienten in der Lage sind, ihr Leben selbstverantwortlich zu gestalten. Psychotherapie ist eine Hilfe zur Selbsthilfe. Sobald sich die Klienten ständig selbst helfen können, ist ein Ende des psychotherapeutischen Arbeitsbündnisses absehbar.

Wenn ich als Klient das Gefühl habe, dass ich das, was mich

quälte, jetzt verstehen kann, wenn ich mit meinen seelischen Störungen sinnvoll umgehen und mein Leben kreativ organisieren kann, dann habe ich schon sehr vieles geschafft.

Wichtig für eine gelingende Psychotherapie ist der Wille der beteiligten Personen, über alles offen und konstruktiv zu sprechen. Auch das Ende einer Psychotherapie sollte in diesem Geiste gesucht werden – selbst dann, wenn die gemeinsame Arbeit ins Stocken geraten ist. So kann in einem abschließenden Gespräch die Situation von beiden Seiten geklärt und zugleich abgeschlossen werden.

Die hohe Kunst der Psychotherapie geht allerdings über das bisher Gesagte hinaus. Psychotherapie als Lebensform ist lebenslange Selbstbesinnung.

In die Therapie kommen Leute aus persönlichen Gründen ihres Leidensdruckes, aber auch, weil sie vermehrt Selbst- und Menschenkenntnis erwerben wollen.

Ich schlage vor, Psychotherapie nicht als einmaliges Geschehen zu betrachten, sondern als Hilfestellung, die wir immer wieder in Anspruch nehmen können, je nach der Lebenssituation, in der wir uns befinden – vergleichbar mit einer juristischen oder ärztlichen Beratung bzw. Hilfe. Am vorläufigen Ende einer Psychotherapie sollte die Möglichkeit offen gehalten werden, sich auch später wieder zu sehen, denn die therapeutische Beziehung ist eine wichtige, lebensbestimmende Beziehung (gewesen). Außerdem kann es sinnvoll sein, den Erfolg der Therapie zu stabilisieren und auszubauen.

Gruppentherapie

Denkbar ist auch eine Fortsetzung der Einzeltherapie im Rahmen einer Gruppenarbeit. Die Arbeit in Gruppen bietet auch die Möglichkeit, aus dem Status des Klienten heraus in die Rolle des Mitarbeiters hineinzuwachsen. Das Ende einer Psychotherapie kann somit auch einen Rollenwechsel signalisieren. Klienten werden zu Mitarbeitern und Studenten, manche sogar zu Kollegen oder gar zu Freunden. Dieser Rollenwechsel ist auch für Psychotherapeuten eine Herausforderung. Nicht allen gelingt es, diesen Wechsel anzuerkennen und die Entwicklung der Klienten unvoreingenommen mit nachzuvollziehen. Hilfreich für neue Klienten einer psychotherapeutischen Praxis ist es, wenn sie mit Klienten Bekanntschaft machen können, die in ihrer Entwicklung bereits vorangekommen sind. Es ist mitunter sehr ermutigend, wenn man an lebendigen Beispielen erfahren kann, dass es in der Therapie wirklich Veränderungen geben kann. Geheilte helfen auf diese Weise den Notleidenden.

Die unendliche Analyse

Über das bisher Gesagte hinaus ist auch auf die Dimension der unendlichen Analyse hinzuweisen. Das in einer Psychotherapie angestrebte Ziel der Selbsterkenntnis und Menschenkenntnis ist ein lebenslanges Thema. Hier wird Psychotherapie zur philosophischen Lebensform unserer Zeit. In diesem Sinne hat Psychotherapie kein Ende, weil sie der Anfang einer selbst bestimmten Lebensgestaltung ist. So kann eine gelingende Psychotherapie der Beginn eines lebenslangen Strebens sein, sich selber und die Mitmenschen tiefgründiger verstehen zu wollen.

Test: Wann beende ich meine Psychotherapie?

Bitte beantworten Sie die folgenden Fragen wahrheitsgemäß, wenn Sie wirklich etwas Neues über sich erfahren wollen.

Meine Symptome kann ich jetzt als Ausdruck meiner seelischen Störung besser verstehen. ☐ ja ☐ nein ☐ ich weiß nicht

Meine Ängste und Unsicherheitsgefühle überwältigen mich jetzt nicht mehr. ☐ ja ☐ nein ☐ ich weiß nicht

Ich bin jetzt nicht mehr so einsam wie zu Beginn der Psychotherapie. ☐ ja ☐ nein ☐ ich weiß nicht

Ich kann jetzt meine seelischen Störungen sinnvoll im Zusammenhang meiner Lebensgeschichte verstehen.
☐ ja ☐ nein ☐ ich weiß nicht

Meine Ohnmachtsgefühle sind das eine, mein gewachsenes Selbstvertrauen und neues Selbstwertgefühl das andere.
☐ ja ☐ nein ☐ ich weiß nicht

Ich kann gut arbeiten und bin mit meinen Arbeitsleistungen auch zufrieden. ☐ ja ☐ nein ☐ ich weiß nicht

Ich nehme jetzt mehr Anteil am Leben anderer.
☐ ja ☐ nein ☐ ich weiß nicht

Ich komme jetzt mit mir ganz gut alleine zurecht.
☐ ja ☐ nein ☐ ich weiß nicht

Ich habe begonnen, »in meinem Leib zu wohnen«, und kann meinen Körper akzeptieren.
☐ ja ☐ nein ☐ ich weiß nicht

Ich esse gerne – und zwar so, wie es mir und meinem Körpergewicht gut tut. ☐ ja ☐ nein ☐ ich weiß nicht

Mein Schlaf ist gut. ☐ ja ☐ nein ☐ ich weiß nicht

Eine gelingende Sexualität ist Teil meiner Lebensfreude.
☐ ja ☐ nein ☐ ich weiß nicht

Ich kann Zärtlichkeiten geben und nehmen.

☐ ja ☐ nein ☐ ich weiß nicht

Mit meiner Herkunftsfamilie habe ich mich ausgesöhnt.

☐ ja ☐ nein ☐ ich weiß nicht

Ich kann jetzt meinen Alltag schon recht gut selbstständig
gestalten. ☐ ja ☐ nein ☐ ich weiß nicht

Was meine Lebensgestaltung insgesamt betrifft, so fühle ich
mich dafür jetzt selbst verantwortlich.

☐ ja ☐ nein ☐ ich weiß nicht

Wenn ich will, kann ich Freunde oder Bekannte anrufen oder
treffen. ☐ ja ☐ nein ☐ ich weiß nicht

Ich weiß jetzt, wo und wie es in meinem Leben weitergehen
kann. ☐ ja ☐ nein ☐ ich weiß nicht

Wenn es mir zwischendurch mal wieder nicht gut geht, kann ich
jetzt damit schon viel besser umgehen.

☐ ja ☐ nein ☐ ich weiß nicht

Ich achte jetzt mehr auf mich – wie auch die Achtung vor
anderen gestiegen ist. ☐ ja ☐ nein ☐ ich weiß nicht

Summe: ☐ ja ☐ nein ☐ ich weiß nicht

Auswertung:

Wenn Sie *10 oder mehr Fragen* mit Ja beantwortet haben, können Sie Ihre Psychotherapie in Absprache mit Ihrem Therapeuten allmählich beenden. Nach Beendigung der Psychotherapie
steht es Ihnen allerdings frei, sich weiter mit Fragen und Methoden der Psychotherapie zu beschäftigen. Es sind auch schon öfters ehemalige Klienten selbst Psychotherapeuten geworden.

Die Finanzierung einer Psychotherapie

Psychotherapien dauern zwischen 25 und 300 Stunden (zu je 50 Minuten). Eine Sitzung kostet derzeit (2005) zwischen € 40,– und € 150,–. Für gruppenpsychotherapeutische Sitzungen werden zwischen € 8,– und € 40,– berechnet. Ausnahmen darunter und darüber bestätigen die Regel.

1998 wurde im deutschen Bundestag und Bundesrat das *»Gesetz über die Berufe des Psychologischen Psychotherapeuten und des Kinder- und Jugendlichenpsychotherapeuten (Psychotherapeutengesetz)«* verabschiedet. Es trat 1999 in Kraft. Diese wesentliche Änderung im deutschen Gesundheitssystem bedeutet, dass es jetzt neben den Ärzten und Zahnärzten zwei weitere *eigenständige Heilberufe*, den der *Psychologischen Psychotherapeuten* und den der *Kinder- und Jugendlichenpsychotherapeuten* gibt.

Für psychologische und ärztliche wie für Kinder- und Jugendlichenpsychotherapeuten existieren in Deutschland *Gebührenordnungen* hinsichtlich der Richtlinienverfahren (tiefenpsychologisch fundierte Psychotherapie, Verhaltenstherapie, Psychoanalyse). Bei Einzelsitzungen (zu je 50 Minuten) reichen die Gebühren derzeit (2005) von € 40,22 bis € 140,76. Üblich ist ein mittleres Stundenhonorar von € 92,50.

Wenn Sie als *Selbstzahler* eine Psychotherapie außerhalb der Richtlinienverfahren bei einem psychologischen oder einem ärztlichen oder einem Kinder- und Jugendlichenpsychotherapeuten oder einem Heilpraktiker selbst finanzieren, können Sie und Ihr Psychotherapeut den Preis für eine Sitzung frei verhandeln.

Wenn Ihre Psychotherapie von Ihrer *Krankenkasse* (mit)finanziert wird, bestehen gewisse Preisbindungen.

Für die *gesetzlichen Krankenkassen* (Primär- und Ersatzkassen) besteht bei uns in Deutschland eine Leistungspflicht für psychotherapeutische Behandlung, wenn ein niedergelassener Vertragspsychotherapeut (von einer Kassenärztlichen Vereinigung zugelassener ärztlicher oder psychologischer oder Kinder- und Jugendlichenpsychotherapeut) eine krankheitswertige seelische Diagnose feststellt und ärztlicherseits ein Konsiliarbericht vorliegt, der nicht gegen eine psychotherapeutische Behandlung spricht. Der behandelnde Psychotherapeut rechnet seine Leistungen direkt mit der Kassenärztlichen Vereinigung ab. Sie können aber auch das *Kostenerstattungsverfahren* wählen. Dann stellt Ihnen der behandelnde Psychotherapeut seine Leistungen gemäß der Gebührenordung für Privatpatienten in Rechnung und Ihre Krankenkasse erstattet Ihnen einen Teil der Rechnung in Höhe der Sätze der Kassenärztlichen Vereinigung.

Als Mitglied einer *gesetzlichen Krankenkasse* müssen Sie eine Kostenübernahme für psychotherapeutische Leistungen *stets vor Beginn der psychotherapeutischen Behandlung beantragen*. Stellen Sie – mit Hilfe eines Psychotherapeuten, den Sie während der bis zu fünf *probatorischen Sitzungen* (die nicht beantragt werden müssen) bereits kennen gelernt haben – einen schriftlichen Antrag bei Ihrer Krankenkasse.

Wenn Sie bei einer *gesetzlichen Krankenkasse* versichert sind, können Sie auf Antrag Ihre Kosten für die Psychotherapie auch bei nicht als Vertragspsychotherapeuten tätigen Behandlern erstattet bekommen, wenn Sie innerhalb einer zumutbaren Wartezeit und in einer örtlich angemessenen Entfernung keinen Therapieplatz bei Vertragspsychotherapeuten erhalten. Gemäß § 13 Abs. 3 Sozialgesetzbuch V muss Ihnen die Krankenkasse in diesem Fall die Kosten für eine Psychotherapie erstatten. Diese Variante der Finanzierung von Psychotherapien ist allerdings seit Inkrafttreten des Psychotherapeutengesetzes weitestgehend eingeschränkt worden.

Wenn Sie über eine *Private Krankenversicherung* abgesichert sind, überprüfen Sie anhand Ihrer Police und/oder in Rücksprache mit Ihrer Versicherungsgesellschaft, ob und unter welchen Bedingungen die Privatversicherung die Kosten für eine psychotherapeutische Behandlung übernimmt. In aller Regel bewilligen Private Krankenversicherungen nach demselben Verfahren Psychotherapien wie die gesetzlichen Krankenkassen.

Es gibt auch Privatversicherer, die die psychotherapeutische Behandlung bei approbierten Psychotherapeuten und bei Heilpraktikern finanzieren, die andere Methoden als die Richtlinienverfahren anwenden. Diesen Versicherten steht dann ein breiteres Spektrum an Behandlungsmöglichkeiten als den gesetzlich Krankenversicherten zur Verfügung.

Auf der anderen Seiten *schränken manchen Privatversicherer den Kreis der Psychotherapeuten und die Dauer der Behandlungen extrem ein.* So finanziert beispielsweise die Hallesche Nationale Krankenversicherung nur einen sehr eingeschränkten Kreis ärztlicher und psychologischer Psychotherapeuten und schließt einen großen Teil der mittlerweile durch das Psychotherapeutengesetz approbierten Psychotherapeuten aus.

Eigentlich hätten die Privaten Krankenversicherer in Deutschland die Möglichkeiten, im Bereich psychotherapeutischer Versorgung auch innovative Modelle einer ganzheitlichen, sprechenden Medizin zu entwickeln. Aber bis heute haben sie in diesem Bereich die Führung noch nicht übernommen. Stattdessen hinken Sie in aller Regel ohne merkliche Eigeninitiative den Regelungen der gesetzlichen Krankenversicherung hinterher.

Die Qualität des Psychotherapeuten, mit dem Sie intensiver zusammen arbeiten wollen, erweist sich auch im Zusammenhang der Klärung der Finanzierung einer Psychotherapie. Achten Sie darauf, ob Sie mit Ihrem Psychotherapeuten alle Fragen offen ansprechen und in einer für Sie befriedigenden Weise klären können.

Literatur

Adler, Alfred: Heilen und Bilden, Frankfurt/M. 1973.

Adler, Alfred: Menschenkenntnis, Frankfurt/M. 1978.

Dilling H. / Mombour W. / Schmidt M. H. (Hrsg.): Weltgesundheitsorganisation – Internationale Klassifikation psychischer Störungen. ICD-10 Kapitel V (F). Klinischdiagnostische Leitlinien. Bern 1993.

Federspiel, Krista / Lackinger-Karger, Ingeborg: Kursbuch Seele, Köln 1996.

Freud, Sigmund: Die Frage der Laienanalyse. Unterredungen mit einem Unparteiischen, Leipzig 1926 (auch veröffentlicht im Ergänzungsband der Sigmund Freud Studienausgabe beim S. Fischer Verlag).

Freud, Sophie: Meine drei Mütter und andere Leidenschaften, Düsseldorf 1988.

Farau, Alfred / Cohn, Ruth C.: Gelebte Geschichte der Psychotherapie. Zwei Perspektiven, Stuttgart 1984.

Hutterer-Krisch, Renate (Hrsg.): Fragen der Ethik in der Psychotherapie, Wien 1996.

Kornbichler, Thomas: Wilhelm Reich. Enfant terrible der Psychoanalyse. Jenseits von Sigmund Freud, Berlin 1989.

Kornbichler, Thomas: Die Entdeckung des siebten Kontinents. Der bürgerliche Revolutionär Sigmund Freud, Frankfurt/M. 1989.

Kornbichler, Thomas: Psychobiographie (Trilogie); Bd. 1: Tiefenpsychologie und Biographik. Ein Beitrag zur Wissenschaftsgeschichte, 1989; Bd. 2: Adolf-Hitler-Psychogramme, 1994; Bd. 3: Lebensgeschichte und Selbsterkenntnis. Alle 3 Bände Frankfurt/M. 1994.

Kornbichler, Thomas / Maaz, Wolfgang (Hrsg.): Variationen der Liebe. Historische Psychologie der Geschlechterbeziehung, Tübingen 1995.

Kornbichler, Thomas: Die Sucht, ganz oben zu sein. Zur Psychopathologie des Machtstrebens, Frankfurt/M. 1996.

Krüger, Wolfgang: Neue Wege der Gruppentherapie, München 1984.

Krüger, Wolfgang: Die Faszination des Geldes, München 1998.

Kulitza, Karl: Ich hatte Depressionen. Aus der Einsamkeit zu neuer Lebensfreude. Ein Betroffener berichtet und gibt Rat, Berlin 1997.

Mohr, Franzjosef: Wege zur Einheit in der Tiefenpsychologie, München 1987.

Österreichisches Psychotherapeutengesetz. Bundesgesetz vom 7. Juni 1990 über die Ausübung der Psychotherapie (Psychotherapiegesetz), BgBl. Nr. 361/ 1990.

Peseschkian, Nossrat: Positive Psychotherapie, Frankfurt/M. 1995.

Peters, Uwe Henrik: Psychiatrie und medizinische Psychologie, 3., überarbeitete und erweiterte Auflage, Weyarn o.D.

Pötzl, Norbert F.: Der Fall Barschel. Anatomie einer deutschen Karriere, Reinbek 1988.

Rattner, Josef: Klassiker der Tiefenpsychologie, München 1990.

Schiferer, H. Ruediger (Hrsg.): Alfred Adler – eine Bildbiographie, München 1995.

Richter, Horst-Eberhard: Die Chance des Gewissens. Erinnerungen und Assoziationen, München 1988.

Wieck, Wilfried: Söhne wollen Väter. Wider die weibliche Umklammerung, Hamburg 1992.

Nützliche Adressen, wenn Sie sich für Aus-, Weiter- und Fortbildungen interessieren

Märkisches Institut für Psychotherapie (MIP)
Luckenwalder Str. 9
15837 Schöbendorf
Tel.: 033704-66134
Fax: 033704-66133
E-Mail: info@maerkisches-institut.de
Internet: www.maerkisches-institut.de

Psyche – Museum für Psychotherapie
Träger: ICH e. V. – gemeinnützig anerkannter Verein
Luckenwalder Str. 9
15837 Schöbendorf
Tel.: 033704-66544
Fax: 033704-66133
E-Mail: thkornb@aol.com

cjh-personalentwicklung
Bismarckstr. 18
38667 Bad Harzburg
Tel.: 05322-553749
Fax: 05322- 553749
E-Mail: Dr.Christa-JanaHartwig@t-online.de
Internet: www.cjh-personalentwicklung.de

Wiesbadener Akademie für Psychotherapie (WIAP)
Langgasse 38–40
65183 Wiesbaden
Tel.: 0611-37 37 07
Fax: 0611-39 99 0
E-Mail: info@wiap.de
Internet: www.wiap.de

Internationales Zentrum für Positive und Transkulturelle
Psychotherapie e.V. (IZPP)
Internet: www.positum.org
und: www.transkulturell.de

Telos-Institut gGmbH
Kindermannstr. 7
80637 München
Tel.: 089-152855
Fax: 090-15982044
Internet: www.telosinstitut.de

Deutscher Dachverband für Psychotherapie (DVP)
60318 Frankfurt a. Main
Wielandstrasse 10
Telefon: +49 69 779366
Fax: +49 69 7073967
Internet: www.dvp-ev.de

Deutscher Psychotherapeutenverband (DPTV) e. V.
Am Karlsbad 15
10785 Berlin
Tel.: 030-2350090
Fax: 030-23500944
E-Mail: dptvbgst@aol.com
Internet: www.dptv.de

Österreichischer Bundesverband für Psychotherapie
Löwengasse 3/5/6
1030 Wien
Tel.: 01-5127090
Fax: 01-51270914
E-Mail: oebvp@psychotherapie. at
Internet: www.oebvp. at

Schweizer Psychotherapeuten-Verband (SPV/ASP)
Weinbergstr. 31
8006 Zürich
Tel.: 01-2666400
Fax: 01-2622996
E-Mail: spv@psychotherapie.ch
Internet: www.psychotherapie.ch

Schweizer Charta für Psychotherapie
Engelstrasse 5
9000 St. Gallen
Tel.: 071-2800524
Fax: 071- 2800524
Internet: www.psychotherapie.ch

Europäischer Verband für Psychotherapie (EAP)
Internet: www.europsyche.org

World Council for Psychotherapy
WCP – Head Office
Rosenbursenstrasse 8/3/7
A-1010 Vienna
Austria
Tel.: 01-5120444
Fax: 01-5120570
E-Mail: headoffice@worldpsyche.org
Internet: www.worldpsyche.org

Wenn Sie Kontakt zum Autor wünschen

Liebe Leserin, lieber Leser,
wir haben dieses Buch in der Hoffnung veröffentlicht, Ihnen den Zugang zu einer sinnvollen Psychotherapie zu erleichtern.

Wenn Sie darüber hinaus über den Fortgang unserer Arbeit informiert sein oder persönlich mit uns in Verbindung treten wollen, können Sie diese Seite benutzen, um den Kontakt zu uns herzustellen. Kopieren Sie die Seite oder trennen Sie sie heraus und schicken Sie Ihren Brief:

An die
Psychologische Praxis
Dr. Thomas Kornbichler
Luckenwalder Straße 9
D-15837 Schöbendorf

oder benutzen Sie unseren Fax-Anschluß 03 37 04/6 54 12.

☐ Ja, ich möchte gerne Ihre allgemeinen Praxisinformationen zugeschickt bekommen.

☐ Ja, ich möchte gerne Ihre Informationen zu Veranstaltungen erhalten, in denen die Entwicklung der Psychotherapie in Deutschland und Europa eine Rolle spielt.

_____

Vorname, Name

_____

Straße, Postfach

_____

PLZ Ort

_____

Vorwahl/Tel.   Vorwahl/Fax

_____

Unterschrift

Im Zusammenhang unserer Forschungsarbeiten und unseres Interesses hinsichtlich einer verbesserten Qualitätssicherung im Bereich Psychotherapie sind wir auch an Erfahrungsberichten von Ihnen interessiert.

119

Bibliografische Information Der Deutschen Bibliothek
Die Deutsche Bibliothek verzeichnet diese Publikation in der Deutschen
Nationalbibliografie; detaillierte bibliografische Daten sind im Internet
über http://dnb.ddb.de abrufbar.

Kreuz Verlag, Stuttgart
in der Verlagsgruppe Dornier GmbH
Postfach 80 06 69, 70506 Stuttgart

www.kreuzverlag.de
www.verlagsgruppe-dornier.de

© 2005 Kreuz Verlag, Stuttgart
in der Verlagsgruppe Dornier GmbH
Umschlagfoto: Arnold Brunner
Umschlaggestaltung: P.S. Petry & Schwamb, Agentur
für Marketing und Verlagsdienstleistungen, Freiburg
Satz: de·te·pe, Aalen
Druck: Clausen & Bosse, Leck

ISBN 3-7831-2508-1